JÉRÉMY GUY

URGENCES

LE BON GESTE AU BON MOMENT

SOLAR

SOMMAIRE

AVANT-PROPOS 5

CHRONIQUES DU SERVICE DES URGENCES PÉDIATRIQUES

La pile dévastatrice 9
Ingestion d'une pile au lithium

Un objet au mauvais endroit 17
Objet coincé dans l'oreille

Le phénix qui renaît de ses cendres 25
Syndrome de Guillain-Barré

Une réaction fulgurante 41
Choc anaphylactique

Un bruit respiratoire typique 53
Laryngite aiguë

Un massage cardiaque délétère 59
Malaise vagal

Une déshydratation sévère 79
Gastro-entérite

CHRONIQUES DU SMUR ADULTE ET PÉDIATRIQUE

Un vol à l'étalage qui tourne mal 93
Noyade

Un accident gravissime 101
Accident sur la voie publique

Le pire scénario 111
Mort inattendue du nourrisson

Une douleur dans la poitrine 121
Syndrome coronarien aigu

Une naissance à haut risque 133
Accouchement à domicile

Détresse respiratoire et insectes 143
Bronchopneumopathie chronique obstructive

Une brûlure impressionnante 155
Brûlure au deuxième degré

La course contre la montre 169
Accident vasculaire cérébral

Une tomate cerise au plus mauvais endroit 187
Obstruction des voies aériennes

De l'eau dans les poumons 199
Œdème aigu des poumons

Une maladie respiratoire hivernale 211
Bronchiolite

Un appel à l'aide 217
Intoxication médicamenteuse

AVANT-PROPOS

Le monde de l'urgence fascine autant qu'il intrigue. Que se passe-t-il réellement dans l'ambulance du Smur qui intervient pour un arrêt cardiaque, un AVC ou un accouchement à domicile ? Je vous invite à passer de l'autre côté et à découvrir la vie d'un infirmier anesthésiste, praticien du monde de l'urgence depuis sept ans. Préparez-vous à sourire, peut-être même à rire, mais aussi à être émus, voire à verser une larme. Et pas de honte ! Je peux vous assurer que des larmes, j'en ai versé des litres au cours de ma carrière, de tristesse comme de joie.
Depuis que je suis petit, j'ai deux grandes passions : la création et le monde de l'urgence. Quand j'ai eu l'âge de choisir un métier, mes parents, dans leur grande sagesse, m'ont poussé à faire des études avant de me lancer dans un métier créatif. Mais ce n'était pas un sacrifice pour moi, car la santé représentait le deuxième domaine dans lequel j'étais certain de m'épanouir pleinement. Avant même d'être diplômé infirmier, j'évoluais déjà dans cette dimension au travers d'activités bénévoles comme pompier volontaire ou secouriste à la Croix-Rouge française.
J'ai eu la chance d'exercer dans des urgences pédiatriques, une réanimation pédiatrique et maintenant au Smur (Service

mobile d'urgence et de réanimation) après l'obtention de ma spécialisation en tant qu'infirmier anesthésiste. Un rêve d'adolescent.

La soif d'apprendre et ma passion pour ce métier m'ont rapidement conduit à vouloir à mon tour transmettre des connaissances. J'ai donc créé une chaîne YouTube, consacrée à la vulgarisation médicale : « Les Minutes de Jérémy ». Via les réseaux, j'ai pu réunir mes trois grandes passions : la pédagogie, la santé et la vidéo. Je suis également devenu formateur auprès des professionnels de santé, une manière différente et beaucoup plus directe de transmettre mes connaissances.

De toutes ses expériences, j'ai accumulé un nombre incalculable d'anecdotes, que je racontais parfois en vidéo. Jusqu'à l'obtention de mon diplôme infirmier, j'avais pour habitude d'écrire régulièrement (des nouvelles, une histoire complexe de fantasy…). Alors je me suis dit : pourquoi ne pas renouer avec cet exercice en mettant sur papier toutes les situations marquantes que j'ai vécues en réanimation, aux urgences et au Smur ?

Mais je n'avais pas simplement envie de vous raconter ce que j'ai vécu. Je voulais que mon expérience permette de formuler des messages de prévention clairs : ce qu'il faut faire ou ne pas faire dans telle ou telle situation. Qu'est-ce qui aurait pu être fait différemment dans ce cas précis ?

Si vous êtes là pour découvrir le monde de l'urgence, pour comprendre un peu mieux le quotidien des professionnels de santé, mon quotidien, alors vous êtes au bon endroit !

Jérémy Guy, infirmier anesthésiste,
Smur adulte et pédiatrique
@lesminutesdejerem

CHRONIQUES DU SERVICE DES URGENCES PÉDIATRIQUES

LA PILE DÉVASTATRICE

Juliette, 3 ans, ingère une pile au lithium qui va venir perforer la paroi de sa trachée.

Il est à peu près 15 heures lorsque la nouvelle tombe : nous allons accueillir un enfant dont la trachée a été perforée par une pile bouton.
Cette journée en réanimation pédiatrique était, jusqu'à ce moment précis, plutôt calme pour moi. Je m'occupe de deux enfants très stables qui ne réclament pas beaucoup de soins. L'un a été admis pour une bronchiolite il y a bientôt une semaine et ne demandera bientôt plus de soins en réanimation : il sera transféré en service de pédiatrie générale. Le deuxième est un enfant atteint de drépanocytose[1], il est en réanimation pour détresse respiratoire mais est plutôt stable et ne requiert pas beaucoup de soins. Mais il me reste une chambre vide, ce qui signifie qu'à tout moment je peux recevoir une entrée.

1. La drépanocytose est une maladie génétique entraînant une malformation des globules rouges.

C'est toujours un sentiment particulier lorsqu'on se trouve dans cette position car même si la journée est calme, on reste constamment sur le qui-vive avec cette épée de Damoclès au-dessus de la tête.

« Jérémy, tu vas avoir une entrée. » Je prépare un médicament lorsque Lucie, l'interne, s'approche de moi. « C'est une enfant de 3 ans qui a été hospitalisée dans un autre hôpital suite à l'ingestion d'une pile bouton. »

Je me rappelle très bien avoir senti à ce moment-là dans sa voix qu'elle ne me donnait pas toutes les informations. Lucie semble nerveuse et tremble légèrement. Voyant qu'elle ne dit rien, je me décide à creuser un peu plus tout en terminant ma seringue de morphine.

« Ah ! oui, j'en ai eu pas mal aux urgences, mais pourquoi elle vient en réanimation ? Elle n'a pas eu sa fibroscopie[2] ?

— Si mais elle présente une fistule œso-trachéale, les parents ne s'en sont pas rendu compte tout de suite et ils ont mis du temps à l'emmener aux urgences. »

Ces mots me frappent de plein fouet. Une fistule œso-trachéale, une perforation de l'œsophage jusqu'à la trachée, entraînant une communication entre le tube digestif et les voies aériennes. La conséquence la plus terrible de l'ingestion d'une pile bouton, celle qu'on redoute devant tout enfant se présentant aux urgences pour ce motif. La pile bouton reste coincée au niveau du carrefour entre l'œsophage (tube digestif) et la trachée (voie aérienne) et crée des dégâts locaux, pouvant aller jusqu'à une perforation des tissus en plus de créer une potentielle obstruction totale des voies aériennes.

2. Fibroscopie : technique qui vise à insérer une caméra souple, en l'occurrence dans les voies aériennes, pour visualiser les tissus.

La même horreur se lit dans les yeux de Lucie, qui s'est assise en continuant :
« La petite a commencé à présenter une détresse respiratoire très importante et l'équipe du Samu est partie pour lui poser une ECMO, elle vient chez nous pour cette raison et pour une potentielle prise en charge chirurgicale.

L'ECMO

L'*Extracorporeal membran oxygenation* est une circulation sanguine extra-corporelle, visant à remplacer dans ce cas précis la fonction pulmonaire. Le sang est aspiré par une canule, une sorte de tuyau souple inséré dans une grosse veine, il passe dans une pompe puis dans une machine où il est enrichi en oxygène et épuré en dioxyde de carbone. Il est ensuite réinjecté dans le corps du patient par une autre canule, insérée dans une autre veine.

Il s'agit du support le plus invasif que l'on peut mettre en place en réanimation, l'ultime rempart avant la mort, la technique de la dernière chance. On sait quand on pose une ECMO, on ne se sait jamais à l'avance quand on va pouvoir la retirer… ni si ce sera possible, tout simplement, sans entraîner la mort du patient.

Une coordination sans faille

Je ne réagis pas tout de suite à cette nouvelle : dans ma tête, le schéma de la préparation de la chambre en vue de cette entrée est en train de se dessiner. Le transfert d'un enfant aussi lourdement équipé et dans un état aussi gravissime implique une grosse anticipation et une coordination d'équipe précise. Je sais déjà qu'il faut absolument que je termine tout ce que

j'ai à faire avant d'accueillir cette enfant, car elle va mobiliser tout mon temps et mon attention jusqu'à la fin de ma garde.
« Tu sais à quelle heure le Samu doit l'amener ?
— Je pense que ça ne sera pas avant 17 heures. On va essayer d'anticiper sur les prescriptions pour que tout soit prêt avant son arrivée. »
Elle s'éloigne, ses lèvres remuant sans qu'un son ne s'échappe, réfléchissant déjà sûrement aux différents médicaments à prescrire.
De mon côté je m'empresse d'aller changer la seringue de morphine de Théo, l'enfant de 7 ans dont je m'occupe depuis une semaine. Je croise alors Sylvie, ma collègue aide-soignante, qui sort de la chambre :
« On va avoir une entrée, une petite de 3 ans sous ECMO, perforation de la trachée par pile bouton. »
Le visage de ma collègue prend à peu près la même teinte que le mien à l'annonce de cette nouvelle. Elle balbutie qu'elle va vite aller voir le deuxième enfant pour les constantes de 15 heures et s'éclipse.
Même avec quinze ans d'expérience en réanimation pédiatrique, l'annonce d'une entrée avec ECMO fait toujours le même effet, comme en témoigne la réaction de Sylvie, une aide-soignante aguerrie.
Tout s'enchaîne alors très vite : je m'empresse d'avancer sur tout ce que peux, à la fois pour ne plus avoir à aller dans la chambre des deux autres enfants, mais aussi pour préparer tous les médicaments pour l'arrivée de la petite de 3 ans. Une collègue vient me prêter main-forte. Sédations, lignes pour le cathéter central et le cathéter artériel, montage des lignes de pression pour l'ECMO, matériel d'urgence à disposition, etc. Le temps file si vite que lorsque la sonnette d'entrée du

service retentit, je viens tout juste de terminer la vérification du respirateur.
« Le Samu est là ! »
Le transport a rendu l'enfant très instable, sa pression artérielle chute, le cœur artificiel a du mal à tourner. Les visages se ferment un peu plus et on ne communique alors que par phrases courtes, synthétiques. Interrogation orale, réponse, demande, acte, confirmation de réalisation. La chorégraphie de la réanimation pédiatrique se déploie : remplissage vasculaire pour restaurer la tension artérielle de l'enfant, branchement sur nos dispositifs de surveillance, installation de l'enfant dans son lit.
Une heure plus tard, la pression diminue légèrement : elle a été stabilisée, les alarmes du scope font place à un calme salvateur.

Un destin soumis à de lourdes opérations

Vont s'ensuivre des semaines de prise en charge avec de nombreux rebondissements. Deux jours après son entrée dans notre service, l'enfant passe au bloc opératoire pour une reconstruction de son œsophage à partir d'un morceau de son intestin. Une opération extrêmement longue et très lourde, nécessitant plusieurs temps opératoires.
Je suis de garde de nuit le jour de l'opération, et le bloc nous appelle trente minutes après le début de mon service pour qu'on aille la chercher et la ramener dans le service. L'opération s'est bien déroulée mais la tension de l'enfant chute de nouveau : elle a perdu beaucoup de sang au cours de la chirurgie.
Nous la remontons avec deux autres collègues (un médecin et une auxiliaire de puériculture) ainsi que l'équipe du bloc. À l'arrivée en réanimation, le stress augmente : le service est très chargé, tous les secteurs sont remplis et la charge de travail est très importante.

Du sang est commandé en urgence, on réinstalle l'enfant dans son lit. La cicatrice de l'opération saigne, sa tension ne remonte pas. Pendant quelques minutes on craint que son cœur ne tienne pas le choc. Mais les culots sanguins arrivent, on transfuse massivement l'enfant, et petit à petit sa tension remonte. C'est le moment charnière de la prise en charge mais tout n'est pas encore joué, les prochains jours seront décisifs pour son avenir.

Cette enfant finira par quitter le service au bout de trois semaines de réanimation, sans aucune séquelle neurologique.

LES GESTES QUI SAUVENT

Il y a en France 2 700 cas d'**ingestion de piles boutons au lithium** par an. C'est un cas rare mais qui peut entraîner des conséquences extrêmement graves pour les enfants, comme en témoigne cette prise en charge en réanimation pédiatrique.
Outre le risque d'obstruction des voies aériennes, et donc de décès par suffocation, la pile peut se coincer au niveau du tube digestif. La pile causera alors des dégâts chimiques localisés, pouvant aller jusqu'à la perforation anatomique.

CE QU'IL FAUT FAIRE

• En préventif : il faut à tout prix mettre ces piles hors de portée des enfants, soit à une hauteur inatteignable, soit dans un placard verrouillé. Fort heureusement, la plupart des emballages de ce type de piles sont maintenant sécurisés, mais deux précautions valent mieux qu'une. Il faut également veiller à laisser hors de portée les éléments pouvant contenir des piles au lithium : télécommande, balance de cuisine, réveil, etc.

• Si jamais votre enfant ingère une pile bouton (si vous le voyez la mettre à la bouche ou si vous vous rendez compte qu'elle est manquante), la première chose à faire est de vérifier s'il ne présente pas une obstruction totale des voies aériennes, c'est-à-dire si la pile n'est pas passée dans la trachée (voir le chapitre *Une tomate cerise au plus mauvais endroit* p. 187). Dans ce cas précis, il faudra faire des gestes de secours spécifiques pour libérer les voies aériennes de votre enfant avant d'appeler les secours.

• S'il ne présente pas de signes d'obstruction totale, il ne faut pas faire de gestes de secours mais laisser votre enfant au repos et appeler le 15 pour demander un avis. Le Samu pourra vous orienter vers les urgences les plus adaptées. Lors de l'ingestion d'une pile bouton, il faudra potentiellement réaliser une fibroscopie pour retirer le corps étranger. Or tous les hôpitaux ne sont pas dotés d'équipes pouvant réaliser cet examen 24 h/24, il est donc important que l'on vous oriente vers l'hôpital le plus adapté pour le cas précis de votre enfant.

CE QU'IL NE FAUT PAS FAIRE

• Ne tentez jamais de faire vomir votre enfant.

• Ne lui donnez ni à boire ni à manger.

• N'essayez pas de le suspendre par les pieds.

• Ne lui donnez pas de tape dans le dos et n'effectuez pas le moindre geste en cas d'obstruction partielle.

UN OBJET AU MAUVAIS ENDROIT

Hugo, 8 ans, joue avec des billes de petit calibre. Sans comprendre comment cela s'est produit, sa mère le retrouve avec une bille coincée dans l'oreille et l'emmène aux urgences pédiatriques.

Samedi, 16 heures, urgences pédiatriques

« Et vous êtes certaine qu'une bille est bien à l'intérieur de l'oreille ?

— Oui, oui, il dit qu'il entend moins bien et que ça le gène. »

Je fronce les sourcils et je passe de l'autre côté du comptoir pour aller voir l'enfant. Ma collègue est en train de l'inscrire sur l'ordinateur. Quand j'approche du dénommé Hugo, ce dernier a un mouvement de recul et se cache derrière sa mère.

« Hugo, j'ai besoin de regarder ton oreille, lui dis-je doucement, promis je ne touche pas. »

Après de longues minutes de négociation, Hugo finit par tourner la tête pour me laisser inspecter son oreille. Avec la

lumière de mon téléphone, je tente de regarder l'intérieur du conduit auditif : rien.
« Bon, je ne vois rien mais c'est possible que la bille soit trop loin pour qu'on la voie sans instrument. On va vous laisser patienter et je vais appeler l'ORL, d'accord ? Est-ce qu'il a des antécédents ? »
La mère répond « aucun », pousse un soupir et va s'asseoir en salle d'attente.

Un patient peu coopératif

Deux heures plus tard

« Désolé, j'étais au bloc, on était sur un gros truc, il est où, l'enfant avec la bille dans l'oreille ? »
Hector, l'interne d'ORL, me rejoint dans le poste de soins, son calot du bloc opératoire couvrant encore ses cheveux.
« Il est déjà installé dans le box ORL.
— OK, parfait, tu peux venir avec moi ? Il est grand, mais bon, on ne sait jamais, il faudra peut-être le tenir un peu.
— Pas de souci, je suis dispo ! »
On rentre dans le box, et Hector se présente à la mère. L'enfant est sur son téléphone et ne décroche pas un mot. Cette pièce des urgences équipée spécifiquement pour l'ORL est dotée d'une table d'examen, de plusieurs placards contenant du matériel et d'un énorme microscope mobile.
« Tu viens t'installer sur la table, mon grand ? Je vais essayer de localiser la bille et te la retirer ; si tu ne bouges pas, en cinq minutes c'est fait. »
L'enfant refuse toujours de lever la tête vers nous. Une petite alarme s'allume dans un coin de ma tête : je sais déjà à ce moment-là que Hugo ne sera absolument pas coopératif pour le soin.

« Madame, vous pouvez lui prendre le portable pour qu'on puisse l'examiner ? » je demande, agacé de voir qu'elle ne dit pas un mot pour nous aider.
« Allez Hugo, va sur la table ! »
Elle lui prend le portable des mains, et l'enfant lâche un profond soupir en jetant des regards noirs à tout le monde. Il finit par se diriger vers la table, et s'allonge, les bras croisés. Hector s'installe, prend un petit objet métallique en forme de cône pour orienter la lumière du microscope dans l'oreille, s'approche avec son tabouret à roulettes et positionne le microscope au-dessus de l'enfant.
« Je vais te glisser ce petit objet à l'entrée de l'oreille, c'est un peu froid mais ça ne fait pas mal du tout, d'accord ?
— Non, je ne veux pas ! crie Hugo en plaquant les mains sur ses oreilles.
— Si tu veux que je retire la bille, il n'y a pas d'autre choix, mon grand, répond calmement Hector.
— Non, je ne veux pas ! »
Je me tourne vers la mère pour chercher un peu de soutien et je sens mon agacement monter d'un cran quand je vois qu'elle a sorti son portable et qu'elle ne décroche pas les yeux de l'écran malgré les cris de son enfant.
« On lui met un peu de Meopa ? me demande Hector.
— On peut essayer… », je réponds, dubitatif.

Le Meopa

Le mélange équimolaire oxygène-protoxyde d'azote est un mélange gazeux, utilisé à but analgésique. Appelé aussi « gaz hilarant », il permet de réaliser une « déconnexion » de l'enfant en induisant chez lui une euphorie ainsi qu'une modification des perceptions sensorielles, le détachant du soin qui est en train d'être réalisé.

C'est la première fois que je suis obligé d'utiliser du Meopa pour un examen d'oreille chez un enfant aussi grand. Sans rien ajouter, je prends un masque ainsi qu'un tuyau adapté, je les raccorde sur la bouteille contenant le mélange gazeux et j'approche le masque du visage de l'enfant.

« Hugo, c'est un gaz qui va te faire rigoler, OK ? Comme ça, on va tranquillement pouvoir examiner ton oreille et…

— JE VEUX PAS ! »

Cette fois l'enfant hurle.

« Hugo, tu es grand, tu comprends qu'il faut qu'on te retire la bille, non ?

— Je veux… »

Sans lui laisser le temps de fini sa phrase, je lui applique le masque, espérant qu'il accepte suffisamment longtemps le contact pour que le gaz agisse. Mais l'enfant se redresse soudain en position assise et repousse le masque en hurlant. Sentant l'énervement monter de plus en plus, je me tourne vers la mère, toujours absorbée sur son téléphone comme si de rien n'était.

« Madame, vous pourriez nous aider ? » je demande d'un ton sec.

Très lentement, elle relève la tête.

« Il a le droit de dire ce qu'il ne veut pas. »

J'ouvre la bouche, l'air hébété, incapable de trouver les mots pour lui répondre.

« Madame, vous venez aux urgences pour qu'on lui retire la bille, non ? intervient Hector.

— Oui.

— Eh bien, aidez-nous, c'est votre fils, il me semble.

— Pourquoi vous ne l'endormez pas ?

— On ne va pas lui faire une anesthésie générale pour une bille dans l'oreille, madame.

— C'est vous qui voyez, mais il ne se laissera pas faire. »
L'enfant tente de se lever de la table.
« Hugo, s'il te plaît, rallonge-toi, reste tranquille deux minutes et ce sera terminé.
— Non, je veux pas !
— Bon, je vais chercher un de mes collègues », dis-je à l'attention d'Hector.

Quand rien ne fonctionne

Sans attendre la réponse, je file à la recherche de Damien, un infirmier expérimenté (et mesurant accessoirement 1,86 m pour 100 kg). En quelques mots, je lui explique la situation et lui demande s'il veut essayer de le convaincre, et en dernier recours, de l'immobiliser avec moi le temps qu'Hector puisse regarde l'intérieur de l'oreille au microscope. Il accepte immédiatement, habitué aux enfants turbulents.
« Bonjour, je m'appelle Damien, je suis infirmier puériculteur ! dit-il en rentrant dans le box. Alors, Hugo ? tu ne vas pas la garder dans l'oreille, cette bille, quand même ?
— Laisse-moi tranquille.
— Ben alors, quel accueil ! De toute façon, mon grand, ce n'est pas toi qui décides, ici, les adultes, c'est nous. »
Je le vois jeter un regard en biais à la maman qui affiche un visage impassible, sans décrocher un mot.
« Allez, on y va. »
Il allonge l'enfant qui se met à hurler à plein poumons. Je saisis les jambes pour éviter qu'il ne donne des coups de pied à Damien, ce dernier étant occupé à lui croiser les bras pour l'empêcher de se débattre. Vif comme l'éclair, Hector se positionne avec le microscope.
« OK, je vois la bille, je vais tenter de la retirer mais il ne faut pas qu'il bouge… »

Sa voix est à peine audible au milieu des hurlements de l'enfant. Hector saisit une fine pince de métal et l'approche de l'oreille d'Hugo. Ce dernier se met à pivoter la tête vers la gauche et la droite, ses hurlements gagnant encore plus en intensité.
« Tu vas te faire mal si tu bouges ! dit Damien d'une voix forte. Ça va prendre deux minutes mais il faut que tu... Aïe ! »
Il retire vivement sa main droite.
« Il m'a mordu ! »
Ruisselant de sueur, Hugo profite de la diversion pour se redresser en position assise. Je m'écarte rapidement pour éviter qu'il me morde à mon tour. Furieux, je me tourne vers la mère et mon sang ne fait qu'un tour quand je m'aperçois qu'elle est en train de nous filmer.
« Madame, vous n'avez pas le droit de filmer à l'intérieur d'un hôpital. »
Je m'efforce de conserver un ton calme mais ma rage fait trembler légèrement ma voix. Non seulement la mère de l'enfant ne nous aide absolument pas à contenir son enfant, mais en plus elle filme.
« Bon, bah ! écoutez, madame, c'est une première, on va faire passer votre enfant au bloc opératoire pour lui retirer sa bille puisque visiblement vous n'arrivez pas à le contrôler, dit Hector en écartant le microscope. On ne va pas se battre, il risque de se blesser s'il bouge quand la pince est dans son oreille.
— Pas de problème.
— En attendant, on vous demande de supprimer la vidéo, renchérit Damien.
— Très bien », répond la mère en s'exécutant.

Une heure plus tard

J'apporte le dossier à l'accueil. Voyant mon air sombre, ma collègue me demande si on a réussi à retirer la bille.

« Non, il passe au bloc demain matin en ambulatoire… Il n'a jamais voulu rester immobile, même quand on lui a dit qu'il allait se blesser. »

LES GESTES QUI SAUVENT

Il est fréquent que les enfants se mettent des **objets de petit calibre dans les oreilles ou dans le nez.**

CE QU'IL FAUT FAIRE

• S'il s'agit d'un insecte, remplissez l'oreille avec l'eau tiède pour le noyer et ensuite le faire sortir avec l'inclinaison de la tête.
• S'il ne s'agit pas d'un insecte et que l'inclinaison de la tête ne suffit pas à faire sortir le corps étranger, emmenez votre enfant aux urgences. Pensez à demander un avis au 15 pour vous diriger vers des urgences ORL.

CE QU'IL NE FAUT PAS FAIRE

• Il ne faut pas utiliser de pince ou un quelconque objet pour tenter de retirer le corps étranger : vous risquez de l'enfoncer encore plus, voire de provoquer une blessure locale.
• Il ne faut pas non plus mettre de l'eau si le corps étranger n'est pas un insecte.

LE PHÉNIX QUI RENAÎT DE SES CENDRES

Sonya, 16 ans, tombe dans le coma du jour au lendemain. Elle ne parle plus, ne bouge plus, ne réagit plus. Elle va devoir tout réapprendre.

Lundi, 6 h 45 du matin, réanimation pédiatrique

Ce lundi, je suis posté aux soins continus. Dans ce service, il y a deux secteurs bien distincts : la réanimation, lieu qui accueille les enfants les plus instables, requérant le plus de surveillance, et les soins continus, avec des enfants plus stables, mais ne pouvant être hospitalisés en service conventionnel. Par exemple, un enfant dans le coma avec une assistance respiratoire sera hospitalisé en réanimation et pas aux soins continus. Ma collègue de nuit, Pauline, me fait les transmissions.

« On a fait une entrée, hier, d'une grande de 16 ans, une histoire trop bizarre.

— Ah oui ? Raconte !

— Elle a été amenée par le Smur, appel des parents qui l'ont trouvée allongée dans son lit, incapable de bouger. Et muette comme une carpe.

— Elle a pris des substances ? »

Il n'est pas rare de voir des jeunes adolescents faire des overdoses lors de leurs premiers « contacts » avec la drogue dure.

« C'est ce que les pompiers et l'équipe de Smur ont pensé mais son entourage assure qu'elle n'est pas du tout le type d'ado à s'essayer à la drogue. Bon, dans tous les cas on a quand même vérifié, et tous les tests sont négatifs. On n'a aucune idée de ce qu'elle a.

— Mais elle est comment, là, actuellement ?

— Bah, viens voir. »

Elle se lève, et je la suis vers la chambre 107. La pièce est plongée dans le noir, le fauteuil réservé à la famille est vide : personne n'est resté dormir cette nuit. Les seules lueurs proviennent des pousse-seringues électriques qui projettent une ombre verte et du scope sur lequel s'animent les courbes de la fréquence cardiaque, de la saturation en oxygène et de la respiration. Les constantes sont parfaitement stables, rien sur l'écran ne laisse entrevoir la raison de la présence de l'adolescente dans ce service.

Je pose mes yeux sur la jeune fille, et un détail me frappe immédiatement : elle a les yeux grands ouverts, fixés sur le plafond. Je chuchote : « Bonjour Sonya ! »

Le son de ma voix n'entraîne aucune réponse, pas la moindre variation sur son visage. Je me déplace lentement, inspectant les dispositifs présents sur l'adolescente : deux cathéters veineux sont insérés sur son bras gauche, une sonde d'alimentation dépasse de son nez.

« Elle n'a jamais eu besoin d'oxygène ?

— Non, sa saturation en oxygène n'a jamais chuté. C'est aussi pour ça qu'on l'a laissée aux soins continus, on n'avait pas besoin de l'intuber.
— Et les docs n'ont aucune idée de ce qui peut causer son… coma ? Elle n'a pas d'antécédents particuliers ? »
Pauline me fait signe de sortir de la chambre pour poursuivre l'échange. Même si Sonya ne réagit pas au son de la voix, cela ne veut pas dire qu'elle ne nous entend pas.
Je la suis jusqu'au bureau où nous avions commencé les transmissions.
« Elle n'a aucun antécédent. Idem dans la famille, rien. Elle avait une vie totalement normale, lycée, élève brillante, cercle d'amis solide… Et dimanche matin, sans aucun signe avant-coureur, ses parents la retrouvent comme ça. »

Un cas atypique

Mes neurones tournent à plein régime mais sans succès, je n'ai jamais entendu parler d'une maladie qui frappe aussi brutalement et qui réduit à ce point les fonctions cognitives de quelqu'un. Pauline termine ses transmissions en disant qu'une batterie d'examens a été envoyée au laboratoire et qu'un neurologue passera la voir dans la journée.
Les trois autres enfants dont je vais m'occuper dans la journée sont dans le service pour trois motifs différents : surveillance après une greffe rénale, état de mal épileptique et découverte de diabète. La journée s'annonce chargée, et je suis presque content que Sonya ne nécessite pas de soins particuliers pour le moment : j'aurai largement de quoi faire avec les trois autres enfants.

Trois heures plus tard…

Il est 10 heures lorsque débute la visite des médecins, avec la neurologue qui vient discuter du cas de Sonya. Je viens juste de terminer de donner le bain au petit Tommy, un an, à qui on a découvert un diabète de type 1. Tous les médicaments ont été administrés, je peux donc rejoindre le reste de l'équipe qui se penche sur les résultats sanguins de Sonya.

On se réunit autour de la table : Nicolas, le médecin senior, Gabrielle, l'interne, Asma, l'auxiliaire de puériculture, et la neurologue que je n'avais encore jamais vue. C'est elle qui prend la parole en premier.

« Bon, visiblement, d'après les résultats de la prise de sang, Sonya souffre d'un syndrome de Guillain-Barré. »

Je vois dans les yeux de Gabrielle que, tout comme pour moi, le lien est en train de se faire dans son esprit.

Le syndrome de Guillain-Barré est une réaction auto-immune qui vient endommager les nerfs périphériques. À la suite d'une infection par une bactérie ou un virus, l'organisme se retourne contre lui-même, et les anticorps attaquent littéralement les nerfs, causant l'état dans lequel se trouve Sonya. Selon les nerfs atteints, la respiration peut parfois être fortement altérée et nécessiter une ventilation artificielle et donc une intubation. Il s'agit d'une pathologie extrêmement sévère et pourtant l'annonce du diagnostic fait chuter la tension d'un cran : on sait ce qu'elle a et on connaît la méthode pour traiter le syndrome. Même si rien n'est encore gagné, naviguer en terrain connu permet au moins d'appréhender les prochaines étapes et de donner un espoir à la famille auquel se raccrocher pour patienter. Car de la patience, il va leur en falloir.

« Il faut qu'on débute le plus tôt possible la plasmaphérèse ? demande Nicolas.

La plasmaphérèse

C'est une technique visant à filtrer le sang de la patiente pour éliminer ses anticorps et les remplacer par des anticorps sains. Cette filtration est possible grâce à un cathéter de dialyse placé dans une veine de gros calibre, permettant à la fois d'aspirer le sang et de le réinjecter. Ce dernier passe ensuite dans une machine pour être filtré.

— Oui, le mieux serait de débuter dès cette après-midi.
— Très bien, ça te va, Jérémy, si on lui pose le cathéter d'ici une heure ?
— Parfait pour moi, j'aurai le temps de faire le tour de 11 heures juste avant.
— Super, on va prévenir la famille ? »
On se lève et on se dirige vers la chambre de Sonya. Sa mère, son père et sa petite sœur l'entourent, silencieux, le visage teinté d'une profonde appréhension. À notre arrivée devant la porte vitrée, les trois visages se tournent dans un même mouvement vers nous, les traits encore plus tendus, comme si on allait leur annoncer qu'il n'y avait aucun espoir de guérison.
« On sait de quoi souffre votre fille, venez, on va s'installer dans une autre pièce, vous pourrez nous poser toutes les questions que vous souhaitez », dit le pédiatre.
On les emmène dans une petite salle appelée le « salon des familles », dans laquelle ils prennent place sur un canapé confortable. L'équipe s'assoit sur des chaises en arc de cercle face à eux.
La neurologue prend la parole et explique d'une voix calme et posée le syndrome dont souffre Sonya. Elle le fait avec beaucoup de détails pour ne pas laisser de flou. Elle prend un

ton rassurant tout en gardant dans son discours les réserves liées à l'efficacité du traitement.
Peu à peu le visage des deux parents se détend légèrement, une étincelle scintille dans leur regard : l'espoir.
Lorsque la neurologue termine son discours, Nicolas poursuit :
« Nous allons donc lui poser ce fameux cathéter de dialyse dont vous a parlé ma collègue, afin de pouvoir réaliser la filtration de son sang. Nous allons l'endormir pendant la réalisation du geste pour qu'elle ne ressente pas la douleur et dès cette après-midi nous démarrerons la plasmaphérèse. Est-ce que vous avez des questions ?
— Est-ce qu'on pourra rester aujourd'hui ? demande la mère.
— Bien sûr. On vous demandera simplement de patienter en dehors de la chambre lors de la pose du cathéter et au début de la séance.
— Merci beaucoup. Sauvez ma fille, je vous en supplie. »
En prononçant ces derniers mots, elle balaye l'ensemble de l'équipe du regard. Lorsque son regard croise le mien, je peine à le soutenir. Une peur sans nom brûle dans sa rétine, bordée d'une détermination sans limites.
« Ça se voit qu'ils sont terrifiés. » Je regarde Asma, marchant à mes côtés dans le couloir et je vois que l'entrevue avec la famille l'a bouleversée. Ne sachant trop quoi lui répondre, j'acquiesce simplement.

Une lueur d'espoir

Une heure plus tard, nous nous installons auprès de Sonya pour la pose de son cathéter de dialyse. La famille sort et va patienter dans une salle d'attente dédiée aux proches. Nous expliquons à Sonya le geste que nous allons faire, ainsi que toutes les informations que nous avons transmises à ses parents.

Aucune modification sur son visage ne laisse entendre qu'elle comprend ce qu'on lui dit.
Lorsque j'injecte les médicaments pour qu'elle ne ressente pas la douleur de la ponction, Sonya ferme doucement les yeux, seul changement notable par rapport à son état de base. Le geste se déroule sans encombre, et rapidement nous retournons chercher la famille pour qu'ils puissent revenir auprès d'elle.

13 heures

« Et si ça ne marche pas ? »
Je déglutis lentement et je pose ma fourchette. Je déjeune en compagnie de Nicolas, Asma et Sophie, ma binôme infirmière sur l'unité de soins continus. Nicolas prend le temps de finir sa bouchée avant de répondre à Sophie :
« Eh bien, on est quasi sûrs que ça va marcher. Mais il y a plein d'inconnues dans l'équation. Combien de temps ça va prendre ? Est-ce qu'elle retrouvera 100 % de ses capacités ? Pour l'instant il est trop tôt pour pouvoir répondre à ces questions. »
Sophie hoche la tête et regarde dans le vide. L'histoire de Sonya a rapidement fait le tour du service, tant l'évolution de son état a été brutale. Une idée me traverse l'esprit :
« Tiens, Sophie, si tu as un moment avant que l'équipe de plasmaphérèse arrive, tu pourras lui poser la sonde urinaire ? Je pense que c'est mieux si c'est une femme qui lui pose.
— Pas de souci, j'ai fini de manger donc je vais m'en occuper tout de suite avant d'aller faire mes tours de 14 heures.
— Merci beaucoup ! »

Deux heures plus tard, l'équipe de plasmaphérèse se présente et installe la machine pour filtrer le sang de Sonya. La famille a de nouveau été dirigée vers la salle d'attente pendant le déroulement de la séance, qui peut prendre jusqu'à trois heures.

Je regarde l'infirmière mettre en place les différents tuyaux et les flacons d'albumine qui serviront à remplacer le liquide filtré du sang de Sonya. Je me suis assuré au préalable que les autres enfants n'avaient pas besoin de soins dans l'immédiat : je ne pourrai sans doute pas quitter la chambre avant une demi-heure.

Les risques de la plasmaphérèse

La première séance de plasmaphérèse est souvent critique : il faut surveiller étroitement les paramètres vitaux du patient pour ne pas prélever trop vite le sang, ce qui entraînerait une diminution de la pression artérielle. Une fois que le bon débit est trouvé en fonction de la tolérance du patient, la séance se déroule sans aucun souci.

Mais le plus gros risque lié à la technique de plasmaphérèse et qui peut survenir dans les toutes premières minutes, c'est une réaction allergique aux produits réinjectés dans le sang. Il faut donc être extrêmement attentifs aux premiers signes évocateurs : augmentation de la fréquence cardiaque, apparition de plaques rouges, chute de la pression artérielle.

« On peut y aller, c'est bon pour toi ? Le médecin est au courant ?
— Oui, c'est tout bon, il est dans l'unité et je le préviens au moindre souci.
— Très bien, c'est parti. »
Je plante mes yeux sur le scope. Le bruit des pompes de la machine se faire entendre, et peu à peu le sang se met en mouvement dans les tuyaux.
Les minutes s'écoulent, lentement. Aucun signe de réaction allergique, mais je constate que, presque insensiblement, la pression artérielle diminue. Le brassard se gonfle automatiquement

toutes les deux minutes, et à la fin de chaque prise le chiffre est un peu moins élevé que le précédent. Lorsqu'on approche de la limite basse, je passe la tête à l'extérieur de la chambre après avoir augmenté le débit de la perfusion de sérum physiologique. L'infirmière diminue légèrement le débit de prélèvement de la machine.
« Nicolas ? »
J'essaye de ne pas parler trop fort pour ne pas alerter la famille de Sonya qui ne se trouve pas très loin. Le médecin le comprend et s'approche pour que je n'aie pas à élever la voix.
« Sa tension baisse un petit peu, j'ai augmenté le remplissage et on a diminué le prélèvement, tu veux qu'on fasse autre chose ?
— Non, c'est très bien, on est comment au niveau du prélèvement ? » Il plisse les yeux pour regarder les paramètres de la machine. « On a encore de la marge, tu peux encore augmenter le remplissage au besoin mais on continue comme ça. »
Le reste de la séance se déroule sans encombre. Je profite de la première demi-heure pour poser plein de questions à l'infirmière sur la plasmaphérèse et la machine que je ne connais que très peu. En réanimation, on est autonomes avec les dialyses mais on ne fait jamais nous-mêmes les plasmaphérèses. Elle me montre le circuit, la pompe interne du système, les différents mécanismes, les pressions à surveiller, etc.
Sophie finit par venir me chercher pour aller voir la famille d'un des autres enfants dont je m'occupe. Je laisse l'infirmière seule dans la chambre pour la fin de la séance.

À 19 heures, après avoir terminé mes transmissions à ma collègue de nuit, je repasse dans la chambre avant d'aller me changer. Les parents et la petite sœur sont assis autour du lit et discutent entre eux. Ils s'interrompent en me voyant arriver.

« Merci beaucoup pour la journée, les explications et tout le reste. »
Les paroles me touchent et je réponds en bredouillant : « Mais de rien, c'est normal. Je vous vois demain !
— À demain, Jérémy. »
Je quitte le service avec l'image de Sonya fixant le plafond, le regard vide.

Le lendemain

Ma collègue de nuit m'explique qu'il ne s'est rien passé de particulier. La mère est restée dormir dans le fauteuil, et Sonya n'a pas évolué sur le plan neurologique. Même si je m'y attendais, je ressens quand même une pointe de déception. J'aurais espéré une petite évolution, même minime.
La matinée passe en un éclair : je prépare la sortie de deux de mes autres enfants : l'un retourne à domicile et l'autre est transféré en service de diabétologie. Dans un coin de ma tête je croise les doigts pour ne pas faire d'entrée à 14 heures au moment de la deuxième séance de plasmaphérèse.
Les brancardiers viennent chercher les deux enfants aux alentours de 11 heures. Je n'ai plus que Sonya et le petit qui a été greffé du rein, ce qui me laisse donc du temps pour discuter avec la famille de l'adolescente. Même si l'état de leur fille n'a pas évolué, les parents semblent plus détendus que la veille. Ils me racontent que Sonya a toujours voulu travailler dans le soin et qu'elle serait surprise de se retrouver à l'hôpital en tant que patiente en se réveillant.
Si elle se réveille. Cette pensée me glace le sang et je m'efforce de ne rien laisser paraître sur mon visage.

À 14 heures, lorsque l'infirmière de plasmaphérèse arrive, ils quittent la chambre. La séance se déroule sans aucune variation

de la tension et se terminera au bout de deux heures. Je ne verrai pas la fin car vers 15 h 30 je fais l'entrée d'un enfant en crise d'asthme sévère, transféré par les urgences. Le temps de l'installer, de lui poser une deuxième voie veineuse, de mettre en place deux médicaments en intraveineux et de continuer les aérosols, il est 17 heures lorsque je retourne dans la chambre de Sonya.
Je me fige sur le seuil de la porte : l'adolescente me fixe, la tête tournée vers moi. Les larmes des trois proches coulent sur leurs joues, le regard de Sonya passant de sa mère, à son père, à sa petite sœur. Aucun son ne sort de sa bouche, mais l'émotion se lit dans son regard. Avec Gabrielle et Asma, on assiste à la scène depuis le seuil, respirant nous-mêmes profondément pour contenir nos émotions.

« C'est rare d'avoir des effets aussi rapides mais ne crions pas victoire trop vite, il reste du chemin à faire. » La neurologue qui a posé le diagnostic nous fixe, assise sur un des sièges autour du bureau de l'unité de soins continus.
« Chaque séance de plasmaphérèse va être un petit pas en avant. C'est une bonne chose de savoir que la technique semble fonctionner. » La neurologue acquiesce face à l'affirmation de Nicolas.

Comme la veille, je passe par la chambre de Sonya avant d'aller me changer, à la fin de ma journée. Celle-ci me fixe quand je rentre dans la pièce. Sa mère me sourit.
« Bonne soirée ! Vous travaillez demain ?
— Merci ! Non, je ne reviens que vendredi matin.
— Tdodzdo… »
Un son inintelligible sort de la bouche de Sonya. Ses lèvres remuent, cherchant à s'exprimer. Sa mère se précipite à son

chevet, lui prenant la main. Interloqué, je m'approche aussi. C'est la première fois que j'entends un son sortir de la bouche de Sonya.
« Qu'est-ce que tu veux dire ma chérie ? Tu as froid ?
— La… tél… la télévision…
— Tu veux regarder la télévision ?
— N… Non. Pour toi. »
Une chaleur indescriptible parcourt l'ensemble de mon visage et je sens un torrent d'émotions se déverser dans mes veines. Les premières paroles de Sonya après plus de trois jours sans exprimer un mot sont de demander la télévision pour le confort de sa maman.
Bien content d'avoir l'excuse d'aller prévenir le médecin pour camoufler les larmes qui perlent au coin de mes yeux, je fais volte-face pour me diriger vers le centre de l'unité.
« Elle a parlé.
— Qui ça ?
— Sonya ! »
Nicolas et Gabrielle me regardent, la bouche grande ouverte. Puis ils se dirigent avec moi vers la chambre.

Une évolution spectaculaire

Deux jours plus tard

En arrivant dans le service ce vendredi, mon premier réflexe est de jeter un œil à travers la porte vitrée de la chambre de Sonya. Mais la pièce est trop sombre à cette heure de la journée pour que je puisse discerner la moindre forme.
Je retrouve ma collègue Pauline qui m'avait fait les premières transmissions au sujet de Sonya lundi matin.
« Alors, il y a eu des évolutions pendant mes deux jours de repos ?

— Oui, c'est assez incroyable. »
Je sens dans la voix de Pauline son enthousiasme. Le cas de Sonya fait beaucoup parler de lui dans le service, et tous les professionnels, même ceux qui ne sont pas affectés dans cette unité, suivent son évolution de près.
« Elle a réussi à s'asseoir, elle bouge très bien ses mains, ses bras et son cou. Pour l'instant elle n'arrive pas à bouger ses jambes mais ça progresse petit à petit. Et elle a commencé à remanger toute seule ! »
J'ouvre la bouche mais aucun son ne s'échappe : je suis émerveillé par la vitesse de l'évolution de l'adolescente. Sur le trajet pour venir travailler, je m'étais demandé comment je retrouverai Sonya, après deux séances de plasmaphérèse supplémentaires. Je pensais qu'elle aurait progressé au niveau de la communication orale mais à aucun moment je ne me serais imaginé qu'elle aurait retrouvé une telle mobilité et encore moins une capacité à s'alimenter seule !
« Et au niveau de la parole ?
— Elle a parfois du mal à se faire comprendre mais tu verras, son évolution est impressionnante. »
Impressionnante, oui, c'est le mot qui me vient quand je pense à l'évolution de Sonya.
On termine rapidement les transmissions car il y a deux chambres vides sur notre secteur.

Je commence mon premier tour en allant voir Hector, un bébé de six mois hospitalisé pour intoxication médicamenteuse. Le plus silencieusement possible, je vérifie les différents dispositifs de la chambre, je note ses constantes et je ressors, n'ayant aucune thérapeutique à lui administrer à cette heure-ci.
Toujours en m'efforçant de faire le moins de bruit possible, j'ouvre la porte de la chambre de Sonya. Cette dernière tourne

la tête, les yeux grands ouverts. Son père est allongé dans le fauteuil et le bruit de ses ronflements indique qu'il dort profondément.
L'adolescente chuchote :
« Bonjour.
— Bonjour Sonya ! Tu es déjà réveillée ?
— Oui, je crois que j'ai trop dormi ces derniers jours. »
Je ne peux m'empêcher de rire, tellement je suis surpris du recul de Sonya sur sa propre condition. On échange quelques phrases simples et bien qu'elle ait parfois du mal à prononcer certains mots, elle est capable de tenir une conversation sans effort de A à Z.

Chaque séance qui suivra aura des effets sur Sonya que des non-professionnels pourraient qualifier de miraculeux. Le samedi, la kiné la fera se tenir debout pour la première fois en une semaine. Le dimanche, elle fera ses premiers pas. Une semaine plus tard, elle sera transférée en service de neurologie, ayant quasiment retrouvé la totalité de ses fonctions cognitives et motrices. Le calme relatif du service ce week-end-là me permettra, avec l'interne Gabrielle, de passer beaucoup de temps à discuter avec Sonya et ses proches.
Sonya, je la vois comme le phénix qui renaît de ses cendres. Réduite à moins que rien, une âme enfermée dans une coquille du jour au lendemain, incapable de bouger ni de parler. Même si le retour à la normale aura pris du temps, elle aura abattu une à une avec énormément de courage chaque barrière qui la séparait de son état basal.

Deux mois plus tard

« Jérémy, Sonya est devant le service ! »

Gabrielle arrive en marchant d'un pas vif vers moi. « Viens, si tu veux qu'on lui dise bonjour ! »
Je lâche les feuilles que j'ai dans les mains, je demande à ma binôme si je peux lui confier cinq minutes les enfants dont je m'occupe, et je suis Gabrielle vers la sortie du service.
À peine sorti, je vois Sonya, debout sur ses deux jambes, rayonnante, entourée de ses deux parents qui nous sourient immédiatement en nous voyant. J'ouvre la bouche pour les saluer mais je n'ai pas le temps de prononcer un mot : Sonya se précipite sur moi et me serre dans ses bras. L'étreinte est réalisée avec tellement de force et de spontanéité que je comprends que c'est la manière pour Sonya de me transmettre toute la reconnaissance qu'elle a envers nous. Je croise le regard de Gabrielle quand Sonya la prend elle aussi dans ses bras. Ses yeux remplis de larmes font couler les miennes, comme si elles n'attendaient que ce signe pour ruisseler sur mon visage. Les parents pleurent aussi, en souriant. Je leur souris à mon tour incapable de prononcer le moindre mot. J'aime ce métier.

Le syndrome de Guillain-Barré

C'est une forme de polyneuropathie provoquée par une réaction auto-immune, entraînant une faiblesse musculaire qui débute aux deux jambes et qui va s'aggraver progressivement en remontant le long du corps. Ce syndrome auto-immun va toucher les nerfs périphériques de l'organisme : le système immunitaire se retourne contre le patient et va venir attaquer la gaine de myéline qui entoure les nerfs ou la partie des nerfs appelée l'axone. Le syndrome de Guillain-Barré va être déclenché pour deux tiers des patients après une infection légère.

Les symptômes comprennent une faiblesse musculaire et des sensations de picotements, voire une perte de sensibilité. La faiblesse musculaire reste cependant plus importante que les troubles sensitifs. Les réflexes sont diminués ou absents. Chez 90 % des patients atteints du syndrome de Guillain-Barré, la faiblesse musculaire atteint son maximum trois à quatre semaines suivant l'apparition des symptômes. Dans 5 à 10 % des cas, l'atteinte des muscles respiratoires nécessite un respirateur mécanique.

UNE RÉACTION FULGURANTE

Un père amène son enfant de 4 ans en courant aux urgences pédiatriques. Ce dernier a mangé quelque chose que le père n'a pas réussi à identifier, mais qui lui provoque une réaction impressionnante…

21 h 30, comptoir des urgences pédiatriques

Ce soir, je suis à l'accueil des urgences pédiatriques. En binôme avec ma collègue infirmière Juliette, je suis chargé d'inscrire et d'évaluer rapidement les enfants amenés par leurs parents et de déterminer leur degré d'urgence. Orange, c'est la couleur réservée pour les cas très urgents, ceux qui doivent être vus en priorité peu importe l'ordre d'arrivée. Ils peuvent être installés dès leur arrivée, si un box est libre. Bleu, ce sont les enfants qui doivent être vus dans l'heure, et vert, ce sont les moins urgents. En cas de doute, on peut demander au médecin de garde de venir jeter un œil à un enfant.

On peut également prendre l'initiative d'installer directement un patient dans une salle de déchocage : les deux salles prévues exclusivement pour les urgences vitales. Plus spacieuses,

complètement équipées pour la réanimation pédiatrique et dotées d'un grand tableau blanc pour noter les informations en direct, c'est un lieu dans lequel on s'entraîne régulièrement pour la prise en charge des cas les plus graves.
Le poste d'infirmier d'orientation et d'accueil peut être très stressant, notamment en plein hiver lorsque le flux d'inscriptions est très important. Il faut avoir minimum six mois d'expérience aux urgences pédiatriques et avoir suivi une formation spécifique pour pouvoir être posté à l'accueil. La plupart du temps, nos cadres de services se débrouillent pour réaliser un binôme avec un infirmier expérimenté et un infirmier plus débutant. Mais avec les sous-effectifs et le turnover très important aux urgences, on se retrouve très souvent entre jeunes diplômés en horaires de nuit.

Une soirée bien ordinaire

Ce soir, les urgences sont plutôt calmes. Les parents défilent au compte-gouttes et il n'y a jamais plus de trois personnes qui attendent devant le comptoir. Cependant, tous les boxes sont occupés, et la couleur orange domine sur l'écran de mon ordinateur : les enfants présentent pour la plupart des motifs urgents de consultation. Heureusement, les deux salles de déchoquage sont libres. C'est peut-être la plus grande difficulté lorsqu'on est à l'accueil : déterminer entre deux enfants très urgents lequel l'est plus que l'autre. Il arrive que l'on ait deux réanimations en même temps et qu'une troisième se présente à l'accueil.
Je suis occupé à examiner un nourrisson de deux mois, amené par les parents car il présente de la fièvre. Il s'agit de leur premier enfant et l'inquiétude se lit sur leur visage. En le prenant dans mes bras après m'être lavé les mains, je suis rassuré de voir qu'il est bien tonique mais un peu geignard. En tâtant ses

mains et ses pieds, je constate qu'ils sont froids : le nourrisson ne tolère visiblement pas très bien sa température.
« Vous lui avez donné du Doliprane ?
— Oui, il y a une heure.
— OK, super, vous avez bien fait. »
Je tends le nourrisson au père qui le reprend dans ses bras. En essayant de ne rien laisser transparaître sur mon visage, je regarde si un box est libre pour pouvoir l'installer tout de suite. Les fièvres des enfants de moins de trois mois sont toujours considérées comme des motifs urgents de consultation, en raison de la fragilité et du risque d'infection materno-fœtale à cet âge-là. Mais ce qui m'inquiète le plus chez ce nourrisson, c'est qu'il présente des signes de mauvaise tolérance de sa fièvre. Je me mords la lèvre en constatant qu'aucun box ne se libère. Je termine l'inscription administrative et j'écris le motif sur le dossier papier.
À ce moment, une collègue auxiliaire de puériculture s'approche dans mon dos.
« Tu as un box de libre ? je lui demande en pivotant vers elle.
— Le 3 vient de se libérer. Je pense qu'ils n'ont pas encore bougé l'étiquette sur le logiciel.
— Tu peux installer cet enfant ? Fièvre de moins de trois mois. »
Je lui fais comprendre d'une grimace qu'il n'est pas très en forme.
« Oui, pas de souci ! Je vous laisse faire le tour ? » dit-elle en s'adressant aux parents.
Ces derniers murmurent un « merci » et se dirigent vers le côté du comptoir. Soulagé, je déplace l'étiquette de l'enfant vers le box 3 sur mon logiciel.
« Mais on était là avant ! »

Je tressaille, relevant lentement la tête, me préparant déjà à rester courtois. Le père d'un enfant que j'ai trié en « non urgent » s'est levé et me fusille du regard.
« Monsieur, l'ordre d'arrivée n'a aucune importance dans un service d'urgence. C'est la gravité du motif de consultation qui compte.
— Mais mon enfant aussi a de la fièvre !
— Oui, depuis moins de vingt-quatre heures, et il a 5 ans, monsieur. Et il la tolère bien, je vous ai prévenu qu'il y aurait de l'attente.
— Bah ! leur enfant, il avait l'air…
— Bon, écoutez monsieur, vous n'allez pas m'apprendre mon métier ? Je vous dis que ce nourrisson devait être vu tout de suite, c'est tout. »
Le monsieur ouvre la bouche pour répliquer, puis après cinq secondes de silence, finit par se rasseoir en grommelant un « vraiment, le service public… ».
Je lâche un soupir : heureusement qu'il ne vient pas en plein hiver avec un motif pareil, il attendrait quatre heures ! Même quand c'est calme, des parents trouvent le moyen de se plaindre. Juliette, qui vient de terminer son inscription (un tri bleu, qui passera donc devant l'enfant du monsieur), lève les yeux au ciel en me regardant.
« C'était quoi, toi ? je lui demande en voyant une mère et sa fille de 8 ans s'asseoir dans la salle d'attente.
— Ben, je voulais t'en parler, justement. Une douleur abdominale mais en fosse iliaque droite et avec plusieurs vomissements… J'hésitais à la mettre en orange.
— Tu avais des signes de déshydratation ou pâleur, etc. ? Elle a de la fièvre ?
— Un petit 38,2 °C mais pas du tout pâle, etc., donc justement je me suis dit que bleu ça passait.

— Oui, en vrai, c'est bien, de toute façon avec tous les orange en box… faut juste qu'elle soit bien vue dans l'heure, donc à surveiller, que des dossiers ne passent pas devant elle.
— C'est une bleue foncée, quoi ! »
Je souris : on utilise le terme « foncé » quand le motif de consultation est borderline et qu'on hésite entre deux types de tri différents.

Une urgence vitale absolue

Un bruit de pas précipités me fait relever brutalement la tête : je vois à travers la baie vitrée un père courir, avec visiblement son enfant dans les bras, vers l'entrée des urgences.
« Oh ! oh… »
Je me lève, pour mieux regarder l'enfant dans les bras. Il est très rouge et semble avoir vomi. Un sifflement typique retentit à chaque respiration. Le père traverse le hall en courant et parvient à ma hauteur.
« Il… il… a… mangé… »
Il peine à reprendre son souffle. Sans attendre, je me précipite de l'autre côté du comptoir et je prends l'enfant dans mes bras, qui est conscient mais très peu tonique. Sa lèvre supérieure ainsi que ses paupières sont nettement gonflées.
« Juliette, je te laisse l'inscrire ? je l'emmène au déchoc. Attendez là, monsieur, on s'occupe de lui, promis. Juste, il a quel âge ? »
J'essaye de paraître calme mais ma voix trahit l'urgence de la situation.
« Quatre ans !
— Merci. »
Puis je m'élance dans le long couloir des urgences. Le sifflement aigu, parfaitement audible à l'inspiration et à l'expiration de l'enfant résonne dans mes oreilles.

« J'ai besoin d'un médecin pour une anaphylaxie au 12 ! » je crie dans le couloir en passant devant le poste de soins. J'entends le bruit de pas d'une collègue qui me suit. Je passe la main devant le détecteur de la porte d'une salle de déchocage, qui coulisse rapidement sur le côté. Sans plus attendre, je pose l'enfant sur le lit. Ses yeux remplis de larmes me fixent, la terreur se lisant très nettement dans son regard. Ma collègue s'occupe de lui placer les différents éléments de surveillance pendant que je me jette sur le chariot d'urgence. D'un coin de l'œil, j'aperçois la fréquence cardiaque de l'enfant à 150 et sa saturation en oxygène qui chute à 85, montrant que l'œdème commence déjà à obstruer les voies aériennes. Je casse le scellé du chariot et je prends rapidement une petite ampoule d'adrénaline.

« Tu peux lui mettre un masque haute concentration d'oxygène ?

— Oui, pas de souci. »

« Il a 4 ans donc il doit faire environ 16 kg[3] », je pense à haute voix. Je finis de remplir la seringue avec la dose d'adrénaline adaptée au poids de l'enfant lorsque Jérôme, le pédiatre de garde, rentre à l'intérieur de la salle de déchocage.

« Qu'est-ce qu'il a ? me demande-t-il en se précipitant pour examiner l'enfant.

— Visiblement un choc anaphylactique. Il a mangé quelque chose mais le père ne sait pas quoi, et depuis, il a vomissements, rougeurs sur tout le corps, un bruit aigu à l'inspiration et à l'expiration (témoin d'une obstruction) et une tachycardie. En t'attendant j'ai préparé de l'adrénaline, il doit faire dans les 16 kg, il a 4 ans, 0,16 mg ça te va ?

---

3. Il existe une formule pour estimer le poids d'un enfant en fonction de son âge : (âge + 4) × 2.

— Oui, oui, vas-y, on lui fera un aérosol d'adrénaline aussi juste après.

— Ça marche. »

Je change l'aiguille de ma seringue pour en placer une plus longue et plus fine, dédiée aux injections intra-musculaires. Je saisis un paquet de compresses que j'ouvre et que j'imbibe de désinfectant. Olivia, l'auxiliaire de puériculture est déjà en place, tenant la jambe gauche de l'enfant à ma portée. Sa saturation en oxygène est remontée à 95 % grâce au masque.

— Désolé, bonhomme, je vais te faire une petite piqûre dans la cuisse mais tu verras ça ira beaucoup mieux ensuite. »

Je désinfecte en une fois la peau de sa jambe et je pique. L'enfant n'émet pas un son de protestation. Je fais le test d'aspiration en remontant le piston de ma seringue pour vérifier que je ne suis pas dans un vaisseau, et voyant que rien ne remonte j'injecte la dose d'adrénaline. Je retire rapidement l'aiguille et je laisse Olivia appuyer sur le point de ponction avec une compresse.

Puis je retourne au chariot d'urgence, je casse une nouvelle ampoule d'adrénaline que je transfère ensuite dans un masque pour aérosol. Je le mets rapidement en place sur le nez de l'enfant, enlevant celui placé par Olivia.

« Tu peux faire les antihistaminiques et les corticoïdes, aussi, je viens de te les prescrire, me dit le médecin en mettant son stéthoscope à ses oreilles pour ausculter l'enfant.

— Ça marche, je vais juste les chercher dans le poste de soins. »

En sortant du déchoquage, je tombe nez à nez avec Laurine, une infirmière, accompagnée du père de l'enfant.

« T'as besoin ? me demande-t-elle.

— Ça dépend, tu es occupée ? Je suis à l'accueil, normalement, mais il n'y avait personne en salle d'attente donc je l'ai amené direct ici. Allez-y, monsieur, rentrez ! On vient de lui faire une injection pour l'allergie. »

Je m'efface pour laisser passer le père, qui rentre à l'intérieur du déchoquage.

« Je termine un soin et je peux prendre ton relais.

— OK, nickel, je lui fais le reste des médicaments en attendant. Je te raconte après ! »

Elle acquiesce et retourne dans le box s'occuper de son enfant. Je me dirige vers le poste de soins et je prends dans l'armoire sécurisée les corticoïdes. Je les fais fondre dans un fond d'eau, puis je prélève une dose-poids d'antihistaminique en sirop. Après avoir refermé le placard, je retourne dans le box de déchocage. Jérôme est occupé à interroger le père de l'enfant sur ses allergies. En me voyant arriver, il s'interrompt en se tournant vers moi :

« Je pense qu'on va lui refaire une dose d'adrénaline en intramusculaire, l'anaphylaxie n'est pas totalement passée.

— Ça marche ! Olivia, je peux te laisser lui donner les médicaments en *per os*[4] ?

— Oui, pas de souci. »

Elle me les prend des mains et se dirige vers l'enfant. Je constate que ce dernier a moins de mal à respirer mais sa fréquence cardiaque reste très élevée et il a vomi une nouvelle fois.

« Du coup, vous me disiez, monsieur, que vous n'aviez aucune idée de l'aliment qu'il a ingéré ?

— Non, on était à un buffet pour un anniversaire, il a goûté à plein de trucs différents et je suis incapable de vous dire ce qu'il a mangé au moment où j'ai remarqué qu'il devenait tout rouge.

---

4. L'expression *per os*, qui signifie en latin « par la bouche », est utilisée pour désigner les médicaments qui se prennent par voie orale.

— D'accord, et il n'a jamais présenté d'allergies jusqu'à maintenant ?
— Aucune. »
Rapidement, je prépare une nouvelle seringue d'adrénaline à partir de la première ampoule que j'avais laissée sur le chariot. Puis je reviens vers l'enfant en allant cette fois au niveau de la jambe opposée à celle que j'ai piquée la première fois.
« Ça va, bonhomme ? »
Il hoche la tête, toujours sans prononcer un mot. « Il est vraiment hyper docile. »
« Je vais devoir refaire le petit pique de tout à l'heure mais dans l'autre jambe. Ça a bien marché la première fois mais il faut encore une dose pour que tu puisses respirer de nouveau normalement. »
Il hoche à nouveau la tête, me provoquant un pincement au cœur. En un an, j'ai croisé très peu d'enfants aussi calmes, et pour cause : aux urgences pédiatriques, il n'y a pas beaucoup de moments plaisants pour des enfants.
Je désinfecte la peau et j'effectue l'injection. L'enfant se crispe légèrement lorsque l'aiguille s'enfonce dans le muscle, mais n'émet aucun son de protestation.
« Il va comment ? chuchote le père au médecin.
— La première injection et l'aérosol lui ont fait du bien mais les symptômes n'ont pas encore totalement disparu, c'est pour ça que mon collègue lui a refait une injection.
— Il va rester hospitalisé ?
— Oui, au minimum vingt-quatre heures dans notre service de surveillance des urgences. Peut-être plus si les symptômes ne régressent pas.
— Je m'en veux énormément.
— Il ne faut pas, monsieur, c'est le genre de chose qu'on ne peut pas prévoir à l'avance. Il y a tellement d'allergènes

différents que c'est impossible de s'inquiéter à chaque nouvel aliment que pourrait manger votre enfant. Non, vraiment, vous n'avez pas à vous en vouloir, vous avez fait la meilleure chose en l'amenant aux urgences, vous avez été très réactif. » Le père hoche la tête, regardant fixement son fils. Quelques minutes plus tard, une fois l'aérosol terminé, je réexamine l'enfant. Les rougeurs se sont estompées, sa fréquence cardiaque est redescendue et plus aucun son n'est audible lorsqu'il respire. C'est à ce moment que ma collègue infirmière rentre dans la salle de déchocage.

« C'est bon, je peux prendre ton relais !

— Merci beaucoup ! Écoute, on a refait une deuxième injection d'adrénaline et là, les symptômes ont quasiment disparu, donc nickel. Je te laisse faire le dossier pour l'hospitalisation ?

— Yes, pas de souci ! »

Je m'approche de l'enfant : « Je te laisse avec Laurine, c'est elle qui va s'occuper de toi avec Olivia maintenant, d'accord ? Je passerai te voir tout à l'heure. » Je lui souris puis je pivote sur mes talons.

« À tout à l'heure, monsieur !

— Merci beaucoup pour votre réactivité !

— Il n'y a pas de quoi, c'est normal. »

Puis je sors du déchocage, regagnant l'accueil des urgences.

LES GESTES QUI SAUVENT

Le choc anaphylactique est la forme la plus sévère d'allergie : environ 5 % des allergies conduiront à un choc anaphylactique. Il s'agit d'une urgence vitale absolue, pouvant entraîner le décès de la personne. Dans 60 % des cas, la cause est alimentaire.
L'anaphylaxie correspond à une réaction immunitaire disproportionnée de l'organisme qui va entraîner une libération excessive d'agents pro-inflammatoires. Le choc anaphylactique, contrairement à ce que l'on peut penser, ne survient pas lors de la première exposition à un allergène, mais lors de la deuxième. L'organisme, lors de la première rencontre, crée des anticorps mémoire spécifiques contre cet allergène, pour se préparer s'il est de nouveau mis en contact avec celui-ci. Lors de la deuxième exposition, l'organisme sera bien armé contre cet allergène, et la réaction causera une véritable déflagration dans l'organisme.

Un choc anaphylactique va être caractérisé par une association de plusieurs signes cliniques, témoins d'une défaillance d'au moins deux fonctions vitales : éruption cutanée (érythème), œdème des muqueuses (lèvres, paupières), détresse respiratoire, signes digestifs (douleur abdominale, vomissements, diarrhées), détresse circulatoire (tachycardie, extrémités fraîches, marbrures), troubles de la conscience (malaise, vertiges, perte de connaissance).
L'association des signes de dysfonctionnement de deux fonctions de l'organisme (éruption cutanée et malaise, par exemple) suffit pour suspecter un choc anaphylactique. Il survient dans la grande majorité des cas dans les minutes suivant l'exposition à l'allergène. Dans 10 % des cas, les

signes peuvent réapparaître quelques heures plus tard : on parle d'anaphylaxie biphasique.

En cas de multiples piqûres par des insectes, on parle de choc toxique et non de choc anaphylactique : il s'agit d'une réaction liée à la quantité de venin injecté et non à une réaction allergique à ce dernier.

CE QU'IL FAUT FAIRE

• En cas d'allergie connue, de risque de choc anaphylactique et si l'on dispose d'un stylo auto-injecteur d'adrénaline, la priorité est de réaliser l'injection au niveau de la cuisse.
• Si vous n'êtes pas en possession de ce type de matériel, la priorité absolue reste d'appeler le 15. La suite dépendra de votre localisation et de l'organisation des secours de votre département. Plusieurs configurations sont possibles : envoi d'une équipe médicalisée, envoi d'une équipe de pompiers avec infirmier, envoi d'un équipage pompier avec mise à disposition d'un stylo d'adrénaline par une pharmacie…
• Les gestes de secours restent très limités en cas de choc anaphylactique, la priorité reste donc l'alerte.

CE QU'IL NE FAUT PAS FAIRE

• Ne faites pas boire ou manger quelqu'un qui présente des signes d'allergie.
• Ne minimisez pas le risque en cas de réaction allergique importante : prenez toujours un avis auprès du 15.

UN BRUIT RESPIRATOIRE TYPIQUE

Yoann, 3 ans, présente une toux très particulière et semble avoir du mal à respirer. Ses parents décident de l'amener aux urgences pédiatriques.

15 heures, salle de soins des urgences pédiatriques

« Jérémy, tu peux aller voir l'enfant que je viens d'installer au box 3, s'il te plaît ? Je ne le trouve vraiment pas bien. »

Aurélie, une jeune auxiliaire de puériculture, a passé la tête par la porte du bureau de soins. Je lâche le dossier de l'enfant sur lequel je suis un train d'écrire mes transmissions.

« Tu penses qu'il faut le mettre dans une salle de déchocage ?

— J'hésite, justement. »

Je la suis dans le couloir, regardant dans les boxes au passage pour vérifier si un pédiatre n'est pas à proximité.

« Il vient pour quoi ? Quel âge ?

— Trois ans, détresse respiratoire, il siffle beaucoup et je ne le trouve pas bien. Il avait 91 % de saturation donc je l'ai mis sous oxygène.

— Humm… »
J'accélère mon pas, et nous sommes vite au niveau du box 3. Sans attendre, je m'engouffre dans la pièce, je me présente rapidement aux parents et me tourne vers l'enfant.
Celui-ci est en position demi-assise, torse nu, le dossier du brancard redressé. Immédiatement, je constate que ses côtes ainsi que son sternum se creusent profondément à chaque inspiration. Un sifflement aigu couvre le son de l'oxygène à chaque mouvement respiratoire. Il respire vite. *Trop vite.*
« OK, on va le mettre au déchocage. Tu peux aller chercher un… »
Une quinte de toux secoue l'enfant et le son qu'il émet rappelle un aboiement d'un chien.

Les symptômes de la laryngite

L'ensemble de ces signes sont évocateurs d'une laryngite aiguë, une inflammation de la partie supérieure et inférieure des voies aériennes. Le « bruit surajouté », le sifflement aigu inspiratoire et/ou expiratoire, s'appelle le « stridor ». La fameuse « toux laryngée » ou « toux aboyante » est une caractéristique de cette infection respiratoire virale. Une laryngite peut être tout à fait bénigne ou s'aggraver et nécessiter une prise en charge aux urgences. Il est donc important de connaître les signes de détresse respiratoire aiguë pour savoir quand se rendre aux urgences.

Voyant l'enfant changer de couleur pendant sa toux, Aurélie quitte la pièce à la recherche d'une pédiatre. Sans prendre le temps d'expliquer aux parents la situation, je saisis une bouteille d'oxygène, relie le masque de l'enfant à cette dernière, débranche le câble de la saturation en oxygène, et je prends

l'enfant sous mon bras, l'oxygène dans l'autre. La charge m'arrache une grimace et je peine à articuler aux parents :
« Suivez-moi… je… le change de box. »
Sans attendre la réponse, je file dans le couloir aussi vite que le poids de l'enfant et de l'oxygène me le permet. Aurélie m'attend déjà dans la salle de déchocage qu'elle a ouverte.
« Le pédiatre est prévenu, il arrive. »
J'acquiesce tout en reposant l'enfant sur le brancard, le plus doucement possible. Ce dernier ferme les yeux, à demi-inconscient. Les parents ne disent pas un mot, prostrés dans un coin de la pièce. Pendant qu'Aurélie rebranche le capteur et l'oxygène, je me précipite sur le chariot contenant les médicaments d'urgence, surveillant du coin de l'œil que l'enfant ne fait pas d'apnée. Suivant mon regard, Aurélie pose le Bavu sur le dossier du lit, prête à ventiler l'enfant en cas de pause respiratoire.

Le Bavu

Le ballon autoremplisseur à valve unidirectionnelle, relié à un masque adapté à la taille de l'enfant, est utilisé pour délivrer des insufflations en cas de pause ou d'arrêt respiratoire.

J'ouvre le chariot d'urgence et retire une ampoule d'adrénaline du premier tiroir. Dans le troisième, je prends un masque aérosol. Dix secondes plus tard, le produit est à l'intérieur du masque, au moment où le pédiatre rentre dans le box.
« C'est une laryngite, c'est ça ? demande-t-il en balayant l'enfant du regard.
— Oui, j'ai préparé un aérosol d'adrénaline.
— OK, super. »

Pendant qu'il pose son stéthoscope sur le thorax de l'enfant, je change le masque à oxygène et je relie l'aérosol à la prise d'air, que j'ouvre. Le petit ronflement de l'aérosol se fait entendre et une fumée se dégage du masque. L'adrénaline est le traitement d'urgence de la laryngite, associé à des corticoïdes.

Lorsque le pédiatre retire le stéthoscope de ses oreilles, je lui demande : « Pour les corticoïdes, je pose une voie veineuse ? Je ne pense pas qu'il pourra les prendre par la bouche.

— Hummh… oui, de toute façon ça ne mange pas de pain. Pas de bilan, par contre, juste un cathéter.

— Ça marche.

— C'est la première fois qu'il fait une laryngite ? demande-t-il aux parents.

— Oui, il a déjà fait des bronchiolites quand il était petit mais jamais avec ce bruit-là, répond la mère, les yeux remplis de larmes.

— C'est impressionnant mais vous allez voir, avec l'aérosol ça va rapidement s'améliorer, ne vous inquiétez pas. »

Ils hochent la tête sans rien rajouter. Aidé par Aurélie, je pose un cathéter à l'enfant qui pousse un petit gémissement au moment où l'aiguille traverse sa peau. « C'est bon signe, il réagit à la douleur », je pense, en fixant le cathéter. Une fois le pansement mis en place, je prépare les corticoïdes intraveineux que j'injecte rapidement par le cathéter.

En me rapprochant de lui à nouveau, je constate que le sifflement respiratoire est déjà beaucoup moins audible.

« C'est déjà mieux, on va lui en faire un deuxième quand même, dit le pédiatre.

— Comment tu t'appelles ? je demande à l'enfant.

— Yoann.

— Tu te sens mieux, Yoann ?

— Oui… »

Et il se met à pleurer. Ses parents se précipitent à son chevet et le serrent contre eux.
« Bon, comme je vous disais, l'adrénaline en aérosol et généralement très efficace, mais on va sûrement le garder en observation quelques heures, d'accord ?
— Oui, bien sûr ! »
En mettant en place le deuxième aérosol d'adrénaline, je constate que le thorax et l'abdomen de l'enfant se creusent moins à chaque inspiration.
« Merci beaucoup, je chuchote à Aurélie. Tu as vraiment eu un bon réflexe de venir nous chercher. »

LES GESTES QUI SAUVENT

La laryngite est caractérisée par le fameux stridor et la toux reconnaissable (aboyante/cassée/éraillée). L'enfant peut également présenter une fièvre. Elle peut entraîner une détresse respiratoire plus ou moins importante, qui sera plus ou moins bien tolérée par l'enfant. Il est donc important de connaître les signes de gravité qui doivent conduire à aller aux urgences ou appeler le 15.

CE QU'IL FAUT FAIRE

• Devant une détresse respiratoire, il faut toujours installer l'enfant en position demi-assise pour faciliter la respiration. Il faut ensuite repérer les signes d'une détresse respiratoire : creusement au niveau des côtes, du sternum, des clavicules, balancement du ventre et du thorax (la détresse respiratoire nécessite la surmobilisation des muscles accessoires). À noter que compte tenu de l'absence de muscles respiratoires accessoires chez les nouveau-nés et les nourrissons, ceux-ci vont très facilement présenter ces fameux signes de lutte en cas de gêne respiratoire. Une fréquence respiratoire haute (polypnée) sera également un signe à prendre en compte (les normes sont : 30 à 50 respirations par minute pour un nouveau-né, 20 à 40/min pour un nourrisson de moins de six mois, 20 à 30/min pour un enfant de moins de 2 ans, 16 à 24/min pour un enfant de moins de 12 ans et 12 à 25/min pour les plus grands). Les sifflements tels que le stridor sont également des signes caractéristiques en cas de détresse respiratoire. Ces éléments seront à mentionner en cas d'appel auprès de votre pédiatre ou du 15.

• Les signes de gravité qui doivent systématiquement conduire à appeler le Samu sont les suivants : battements des ailes du nez, cyanose (coloration violette autour de la bouche), pause respiratoire (apnée), respiration superficielle, sueurs, agitation, troubles de la conscience. Une association des signes mentionnés plus haut doit également vous conduire à demander un avis.

• Il faut également réaliser des lavages de nez réguliers (surtout pour les nourrissons de moins d'un an qui ont une respiration quasi exclusivement nasale).

CE QU'IL NE FAUT PAS FAIRE

Il ne faut pas coucher à plat dos votre enfant qui est gêné pour respirer.

UN MASSAGE CARDIAQUE DÉLÉTÈRE

Un enfant de 6 ans arrive aux urgences, amené par son oncle et sa tante. Il aurait fait un arrêt cardiaque à domicile. Quand il arrive, il est inconfortable, un peu gêné pour respirer… Les examens donneront des résultats auxquels on ne pouvait pas s'attendre.

Je suis posté sur le secteur médecine aux urgences pédiatriques. En dehors de l'accueil, nous pouvons êtes affectés au secteur traumatologie, médecine ou ORL (pour tout ce qui est traumatisme du nez, objet coincé dans l'oreille, etc.).
Je suis occupé avec un patient drépanocytaire qui présente de la fièvre. En raison de leur pathologie, les patients drépanocytaires ont un système immunitaire très affaibli : en cas de fièvre ils sont donc à haut risque de faire un choc septique. L'enfant a 5 ans, et les multiples cicatrices au niveau de ses veines indiquent qu'il a déjà été perfusé de très nombreuses fois. Les patients drépanocytaires sont particulièrement difficiles à

perfuser pour ces raisons-là : ils sont en effet hospitalisés très régulièrement.
Avec Inès, l'auxiliaire de puériculture, on regarde chaque veine pour déterminer celle qui sera la plus simple à perfuser. Le rôle de l'auxiliaire de puériculture est primordial pour ce type de geste technique : c'est elle qui positionne le membre qui sera perfusé et qui maintient l'enfant, permettant à l'infirmier d'avoir ses deux mains de libres. Inès, elle a cinq ans d'expérience aux urgences pédiatrique, et j'ai déjà travaillé de nombreuses fois avec elle : c'est une professionnelle incroyablement humaine tout en étant très compétente.
« Bon, je vais essayer sur la main, lui dis-je en posant mon matériel à proximité.
— Ça marche, tu me dis si ça te va, la main comme ça. »
Je souris en constatant qu'Inès a anticipé le fait que je suis gaucher. Très souvent, je suis obligé de demander à ma binôme de se déplacer car instinctivement elle se positionne pour quelqu'un de droitier. La mère de l'enfant se tient de l'autre côté, le visage de marbre. Ce n'est pas la première fois que je la vois aux urgences mais je ne suis pas sûr que, de son côté, elle me reconnaisse.
« Bonhomme, je vais y aller, d'accord ? »
Je sais qu'il ne sert à rien d'essayer de détourner l'attention de l'enfant : ce dernier est déjà tellement venu aux urgences que, malgré son jeune âge, il sait parfaitement ce qui l'attend. Il me regarde fixement avec ses grands yeux marron, sans dire un mot.
Retenant mon souffle, je me positionne au-dessus de la veine que j'ai repérée sur le dos de sa main. Sur la partie du vaisseau la plus éloignée du poignet, je distingue une petite marque blanche, cicatrice des ponctions passées. Inès tient solidement la main de l'enfant, sans lui faire mal mais serrant juste assez

pour qu'il ne puisse pas bouger. Son coude est posé sur celui de l'enfant.
Je me décide à piquer, prenant mon temps pour ne pas éclater la veine fragile. Réaliser la ponction de manière lente peut être plus douloureux « mais c'est toujours mieux que de piquer plusieurs fois », je pense, en voyant l'enfant se mettre à pleurer. Un éclair de joie traverse mon regard lorsque je vois le sang refluer dans mon cathéter. « Je suis dedans ! Plus qu'à insérer doucement pour ne pas l'éclater. » Avec ma main droite, je lâche celle de l'enfant pour venir faire lentement glisser le cathéter sur le guide. Retirant ce dernier, je constate que le sang reflue : je suis bien dans la veine.
Inès me tend les minitubes de prélèvement pour la pédiatrie : avec mille précautions, je place le premier sous l'ouverture du cathéter pour recueillir une à une les gouttes de sang. Contrairement à ce qui se pratique chez l'adulte, en pédiatrie, on réalise les prises de sang uniquement en effectuant du goutte-à-goutte.
Une fois les deux tubes remplis, je fixe le petit cathéter et je raccorde une valve anti-reflux. Puis, je branche cette dernière à la tubulure de la perfusion. L'enfant ne pleure plus, se contentant de nous regarder fixement, sa mère lui caressant tendrement la joue. Avec l'aide d'Inès, j'emballe la main de l'enfant pour protéger le précieux cathéter.
« Voilà, c'est terminé, on ne t'embête plus, bonhomme ! »
Puis je regarde la mère : « On revient vous voir quand on a les résultats de la prise de sang, d'accord ? Vous pouvez rester dans le box.
— Merci beaucoup. »
Je jette les différents déchets puis je récupère mon plateau contenant les tubes de sang. Suivi par Inès, je quitte le box

et me dirige vers le poste de soins pour finir d'étiqueter les tubes et les envoyer.
« Je crois que Marianne m'a dit qu'il y avait des enfants à installer, je vais te laisser.
— Yes, pas de souci, merci beaucoup, Inès ! À tout à l'heure. »
J'étiquette les tubes avec l'identité de l'enfant, puis je les insère, ainsi que les feuilles de prélèvement, dans une cartouche en plastique. Je me dirige vers le pneumatique situé au milieu du poste de soins, je rentre le numéro correspondant au laboratoire et je place ma cartouche à l'intérieur. Le pneumatique se referme et le « ssshhh » suivi du petit « clac » m'indique que la cartouche a bien été expédiée.
Je passe un coup de désinfectant sur mon plateau, je replace le dossier dans la bannette fixée au mur et me dirige vers le couloir. Je tombe sur Fatima, une des pédiatres.
« T'as un truc pour moi ? je lui demande.
— Non, rien du tout, c'est une fièvre du jour, on ne va rien lui faire.
— Ça marche, j'ai vu que c'est toi qui t'occupes du Prince, je viens d'envoyer son bilan.
— OK, super, merci.

Dans ces urgences, nos dossiers de soin sont encore sous format papier. Le dossier est créé à l'accueil, les constantes ainsi que le motif de consultation sont inscrits sur le verso puis le médecin écrit son observation et prescrit directement à l'intérieur les différents soins ou bilans. Il place ensuite le dossier au niveau des bannettes du poste de soins avec une petite étiquette indiquant qu'un soin a été prescrit. L'infirmier ou l'infirmière coche ensuite que le soin a été réalisé et place une étiquette différente, signe que des résultats sont en attente.

J'avance dans le couloir en direction de l'accueil dans l'objectif d'aller installer des enfants en attente mais je vois Inès sortir la tête d'un box et me fixer.
« T'as besoin ? je lui demande.
— Ouais, je veux bien que tu viennes l'évaluer avec moi, je me tâte à le mettre au déchoc. C'est un enfant, Youness, qui a été inscrit en orange, une histoire un peu bizarre, il est amené par son oncle et sa tante, ils disent qu'il a fait un arrêt cardiaque et qu'ils ont massé… Bref je te laisse venir voir. »

Un cas bien étrange

Fronçant les sourcils, je me lave les mains puis je rentre à l'intérieur du box. Avec son expérience, lorsqu'Inès exprime un doute, il faut le prendre extrêmement au sérieux.
« Bonjour ! Je m'appelle Jérémy, je suis infirmier. »
L'homme et la femme qui sont placés de l'autre côté du brancard me répondent d'un signe de tête, des plis soucieux sur le front.
L'enfant est allongé, très pâle, les yeux ouverts et gémissant légèrement. Inès lui a déjà branché les différents éléments de surveillance et je vois défiler sur le scope les signes vitaux. Sa saturation en oxygène est normale, et à part une fréquence cardiaque légèrement élevée, rien ne semble inquiétant au premier abord. Mais je comprends complètement le doute d'Inès : bien que les constantes soient rassurantes, il y a quelque chose chez cet enfant qui met mes sens en alerte.
Je m'approche de lui et je tâte ses extrémités : elles sont tièdes, signe qu'il n'a pas de grosse détresse circulatoire.
« Tu as mal quelque part, Youness ?
Il ne me répond pas, continuant de gémir.
« Il a eu quelque chose pour la douleur ? je demande à Inès.
— Oui du paracétamol à l'accueil, c'est tout.

— Hummhhh… »
Je regarde le dossier et constate qu'il n'a pas de fièvre et a un taux de sucre dans le sang normal.
« En vrai, je ne pense pas qu'il faille aller au déchoc mais ce serait bien qu'un médecin le voie rapidement, par contre. Il y avait Fatima au poste de soins, tout à l'heure, qui terminait un dossier, je vais voir si elle est dispo, OK ? »

Inès me répond d'un signe de tête. Je quitte le box et je me dirige d'un pas vif vers le poste de soins. Fatima n'y est plus mais Mathilde, une autre pédiatre, est en train de mettre un dossier dans la bannette avec l'étiquette « soin en attente ».
« Ah ! Jérémy, tu serais dispo pour…
— Je crois qu'il faudrait que tu viennes voir l'enfant qu'on vient d'installer au box 2 », je l'interromps.
Elle marque une seconde de pause, figée dans son geste, puis finit par répondre.
« Qu'est-ce qu'il a ?
— Six ans, l'oncle et la tante disent qu'il a fait un arrêt cardiaque à domicile et qu'ils l'ont massé. Toutes les constantes sont normales à part qu'il est un peu tachycarde mais par contre il est pâle et douloureux malgré le Doliprane. »
Mathilde fronce les sourcils.
« OK, je vais aller le voir.
— C'est urgent le soin en attente ? je demande en désignant le dossier du menton.
— Non, non, t'inquiète, c'est pour un tri bleu, donc viens avec moi, plutôt, s'il faut lui faire de l'oramorph ou autre. »
L'oramorph est de la morphine qui peut se donner par voie orale. Je m'engage donc à sa suite dans le couloir. En rentrant dans le box, je constate que Youness émet toujours des petits gémissements.

« Bonjour, je suis Mathilde, une des pédiatres, vous pouvez m'expliquer un peu ce qui s'est passé ? »
L'oncle s'avance, interrompant la femme qui était sur le point de prendre la parole.
« Il est devenu tout blanc, il s'est évanoui alors je lui ai fait un massage cardiaque, et il a fini par revenir à lui et on l'a amené ici.
— Il s'est éva… mais il s'est passé quoi juste avant ? Il est suivi pour des maladies particulières ?
— Aucun problème depuis sa naissance à notre connaissance. On n'est pas ses parents, je suis le frère de sa mère, dit l'oncle en voyant le regard interrogateur de Mathilde.
— Et il faisait quoi avant de faire son malaise ?
— Il venait de se faire mal en se faisant tomber une assiette sur le pied. Et juste après il s'est écroulé.
— Mais il ne respirait pas ? Comment vous avez su qu'il était en arrêt cardiaque ?
— Bah ! je ne sais pas, madame, moi je l'ai vu tomber, il ne répondait pas quand on l'appelait, donc il était en arrêt cardiaque, pour moi.
— Et il est revenu à lui au bout de combien de temps ?
— Deux, trois minutes, je ne sais plus.
— Très bien… »
Lisant l'agacement sur le visage de Mathilde, je comprends que l'enfant n'a sans doute fait qu'un malaise vagal.
« Et depuis, il est comme ça ? continue d'interroger la pédiatrie. C'est sa couleur habituelle ?
— Oui, il gémit tout le temps sans pouvoir nous dire vraiment où il a mal. Et non, il est comme nous, normalement. »
Les deux parents ont la peau foncée. Mathilde s'approche de Youness, se présente et lui demande si elle peut l'examiner.

L'enfant ne répond pas directement, continuant de gémir légèrement.
La pédiatre entreprend de l'ausculter, d'abord au niveau pulmonaire en passant le stéthoscope dans son dos, puis au niveau cardiaque en le posant sur le thorax.
« Son auscultation est normale », murmure-t-elle, comme si elle se parlait à elle-même plutôt qu'aux autres personnes dans le box.
Elle passe ses mains au niveau de l'abdomen de Youness, qui se met à grimacer.
« C'est au ventre que tu as mal ? » lui demande Mathilde.
Ce dernier hoche la tête.
« Tu peux me dire où précisément ? »
Youness amène lentement sa main vers son abdomen puis désigne son ventre, sans donner d'endroit précis. C'est seulement à ce moment-là, en étant bien sur le côté du lit, que je constate que son abdomen semble un peu distendu. Cela n'a pas échappé à Mathilde, que je vois à nouveau froncer les sourcils.
« Est-ce que ça te fait mal quand j'appuie ici ? »
Elle entreprend de réaliser de légères pressions à différents endroits de l'abdomen de Youness, qui répond systématiquement par un gémissement supplémentaire. Mathilde finit par poser sa main à plat sur le ventre de Youness et tapote le dos de sa main avec ses doigts. Un son clair se fait entendre à chaque percussion. Un pli soucieux barre son front lorsqu'elle se tourne vers l'oncle.
« Est-ce que vous pouvez me montrer comment vous avez positionné vos mains pour le massage cardiaque, monsieur ?
— Pourquoi ?
— J'ai besoin de savoir si ça a pu lui casser des côtes.
— Je n'allais pas ne rien faire ! »

L'oncle se braque soudain, sur la défensive. Je jette un regard interrogateur à Mathilde, me demandant pourquoi elle lui pose cette question.
« Ce n'est pas ce que je suis en train de dire, monsieur. Montrez-moi, s'il vous plaît, monsieur. »

Un mauvais geste aux graves conséquences

L'interrogé semble hésiter un instant, puis finit par venir se positionner en face de Mathilde, de l'autre côté du brancard. Puis il joint ses mains et les place sous le sternum de l'enfant. *Bien trop bas.* Le lien se fait soudain dans mon esprit et j'ouvre la bouche, horrifié. En positionnant ses mains trop bas, l'oncle n'a pas appuyé sur la cage thoracique mais directement sur l'abdomen, causant sans doute les dégâts responsables de la souffrance de Youness. Mathilde se tourne d'un coup vers Inès et moi.
« Il faut l'envoyer faire une radio de l'abdomen mais avant ça j'aimerais qu'on lui pose une voie veineuse. Tu peux lui donner de l'oramorph aussi ? Je vais te le prescrire. »
J'acquiesce, un frisson me parcourant l'échine en imaginant les résultats que donnera la radio.
« Tu veux un HemoCue aussi ?
— Oui, bonne idée.

L'HemoCue

C'est le nom d'un petit appareil portatif permettant de calculer à partir d'une goutte de sang la quantité d'hémoglobine, en quelques secondes. Cela permet de savoir si Youness a un saignement intra-abdominal.

— Qu'est-ce qui se passe ? » demande l'oncle en nous regardant tour à tour, Mathilde, Inès et moi.
Mathilde hésite, puis finit par répondre.
« On ne sait pas encore exactement mais visiblement Youness a mal au ventre, et il faut faire une radio pour aller vérifier ce qui se passe à l'intérieur. On va également lui donner de la morphine car il n'est toujours pas soulagé. »
Je comprends qu'elle ne veut pas alarmer l'oncle ou rentrer en confrontation directe avec lui pour le moment, en lui disant que son massage cardiaque était trop bas.

Elle quitte la chambre, et Inès et moi lui emboîtons le pas. Inès se dirige vers une salle de déchocage pour récupérer l'appareil HemoCue et, de mon côté, je marche jusqu'au poste de soins pour prendre l'oramorph. Je rentre l'identité de l'enfant dans l'armoire à pharmacie sécurisée et je compte les ampoules de morphine présentes avant d'en retirer une du compartiment métallique. Les morphiniques sont étroitement surveillés à l'hôpital : chaque fois que quelqu'un prend une ampoule, il doit rentrer l'identité précise du patient et du prescripteur et compter systématiquement les morphiniques présents. L'armoire sécurisée calcule en continu le nombre d'ampoules présentes, et si une anomalie survient, elle imprime un rapport détaillé.
Je referme le compartiment et je prélève la dose à l'aide d'une seringue adaptée pour donner le médicament par la bouche.
Puis je retourne dans le box et je donne la morphine à Youness.
Sur une feuille, je note les constantes : la surveillance des morphiniques est étroite lors de la première heure suivant la prise.
Puis je retourne rapidement dans le poste de soins pour préparer le plateau de perfusion. Inès a été plus rapide que moi et elle est déjà en train de sortir le matériel. Mathilde nous rejoint :

« Si tu peux lui faire un gaz du sang aussi en même temps, ça permettra d'en savoir peut-être un peu plus. Je ne sais pas ce qu'il lui a pété mais ça m'inquiète beaucoup... »
Les gaz du sang permettent de donner des indications sur une détresse respiratoire et sur la gravité d'un état de choc.
« Tu veux qu'il aille à la radio avant qu'on le perfuse ?
— Non, non, je préfère qu'il ait une voie avant d'y aller, et de toute façon ils ne sont pas prêts pour l'instant, ils terminent un scanner.
— OK, ça marche, on se dépêche. »

Mathilde quitte la pièce, l'air toujours aussi soucieux. Je rajoute dans le plateau une petite seringue pour les gaz du sang pendant qu'Inès sort une feuille de prélèvement.
Puis on se dirige à nouveau vers le box de Youness. L'enfant semble un peu moins douloureux, mais reste très pâle.
« Youness, on va te faire une prise de sang et te mettre une petite paille en plastique dans la main pour que l'on puisse te donner des médicaments si tu te mets de nouveau à avoir mal, d'accord ?
— Ça va faire mal ? »
C'est la première fois que Youness prononce un mot et sa voix semble bien faible.
« Ça va être rapide, c'est promis. »
Je m'installe, préparant mes compresses avec le désinfectant, j'ouvre mon matériel puis je me lave les mains. Je serre mon garrot autour du bras droit, en m'asseyant sur le brancard. Youness regarde chacun de mes gestes d'un œil intrigué. L'enfant a des veines facilement visibles. Je montre à Inès celle que je compte perfuser, sur la main, et elle se met en place pour tenir le bras.
« Tu ne bouges pas, d'accord ? lui dit-elle. Jérémy va te passer un produit un peu froid sur la main. Voilà ! Maintenant il

va y avoir un petit pique de moustique et ce sera fini. Hop, voilà ! »
Youness lâche un petit cri lorsque je traverse la peau avec mon aiguille et tente de reculer sa main. Mais Inès s'est préparée à cette éventualité et tient solidement le bras. Je retire l'aiguille, le sang reflux dans mon cathéter : je suis bien dans la veine. Je recueille quelques gouttes dans ma seringue, puis sur les deux lancettes de l'HemoCue. Enfin, je relie le cathéter à un petit prolongateur et une valve anti-reflux, puis je fixe le tout après avoir injecté un peu de sérum physiologique. On emballe soigneusement le cathéter, puis j'allume le petit appareil rouge pendant qu'Inès part envoyer le bilan sanguin. J'insère la première lancette et j'attends patiemment que la machine analyse la goutte de sang.
Le résultat finit par s'afficher sur l'écran en noir et blanc du petit appareil : 15 g/dl. Je pousse un soupir de soulagement, puis j'insère la deuxième lancette. On réalise toujours un double contrôle pour faire une moyenne des deux résultats. 14,6 g/dl : visiblement Youness ne saigne pas à l'intérieur de l'abdomen.
« Alors ? demande la tante.
— Son taux d'hémoglobine est normal », je réponds simplement, me rappelant que Mathilde est restée vague sur les examens réalisés. « Je vais voir si la radio est prête pour l'accueillir. »
Je quitte le box après avoir noté à nouveau les constantes de l'enfant.
« Il n'a pas l'air de saigner », dis-je à Mathilde en arrivant dans le poste de soins, lui montrant l'écran de la machine.
Inès est également là, regardant par-dessus mon épaule.
« C'est déjà une bonne nouvelle, répond la pédiatre en se laissant aller contre le dossier de son fauteuil.

— Je vais voir si les manipulateurs radio sont revenus. »
Je quitte le poste de soins par l'autre porte, menant sur le couloir parallèle à celui des box des soins. À dix mètres devant moi se trouve la salle d'attente de la radiologie pédiatrique. Voyant que la porte est entrouverte, je toque et aperçois un manipulateur radio que je connais bien, Rémy.
« Hello, mec, ça va ? » Je lui serre la main.
« Nickel et toi ? Désolé, c'était le feu, apparemment vous avez une radio abdominale urgente ?
— Yes, le petit est pas hyper bien, une sombre histoire, l'oncle l'aurait massé au niveau du bide et… bah ! justement, on ne sait pas trop ce qu'il a.
— Woh ! OK, bon ben vas-y, tu peux l'amener, je vais le faire passer direct.
— Merci ! »

Je retourne sur mes pas, passant rapidement par le poste de soins pour prévenir Mathilde que je pars en radio. Puis j'arrive dans le box de Youness, suivi par Inès qui s'est proposé de m'accompagner.
« On va aller à la radio, d'accord ? On part directement avec le brancard, ça évitera de le mobiliser. L'un de vous peut rester dans le box, la radio va être très rapide et Youness reviendra ici juste après. »
La tante s'avance, me faisant comprendre que c'est elle qui va me suivre. L'oncle s'assoit sur le siège en poussant un soupir à peine perceptible. Inès m'aide à faire pivoter le brancard. Je détache le petit module du scope pour le mettre dans le lit : un écran miniature s'allume, permettant de garder un œil sur les constantes de l'enfant pendant le trajet jusqu'à la radio.

Rapidement, on parvient au niveau de la salle d'examen, et Rémy nous aide à bien positionner le lit. La tante s'assoit dans la salle d'attente.
« Hello, mon grand ! Youness, c'est ça ? Je vais te placer une plaque sous le dos pour commencer, pour qu'on puisse faire la radio, d'accord ? »
Youness hoche la tête et se laisse faire lorsque Rémy met en place la plaque, après l'avoir emballée dans une protection en plastique. Lorsque la tête de la « girafe » (nom donné aux appareils de radiologie en pédiatrie) est bien en place au-dessus du ventre de l'enfant, Rémy nous fait un signe de la tête, nous indiquant que l'on doit sortir.
« Ça va être rapide, mais il ne faut pas que tu bouges du tout d'accord ? On fait la statue !
— D'accord, répond doucement Youness.
— Ensuite on refera la même chose mais sur le côté. »
Je m'éclipse avec Inès et on ferme la porte derrière nous, pendant que Rémy va se mettre à l'abri derrière l'écran de protection pour échapper aux rayons X.

Le mystère s'éclaircit

Dix minutes plus tard, Rémy rouvre la porte, le visage blême, un téléphone à la main.
« J'ai prévenu la pédiatre, chuchote-t-il de sorte que la tante ne nous entende pas. Je vous conseille de venir voir. »
Intrigués, on pénètre à nouveau à l'intérieur de la pièce sombre, en direction de la console dotée de plusieurs écrans, derrière le verre de protection.
Bien que je n'aie pas eu l'occasion de voir beaucoup de radios abdominales je constate tout de suite que quelque chose ne va pas.

« Ça, ça et ça, c'est de l'air… Il a de l'air dans le péritoine, de partout. Et ça, c'est censé être l'estomac mais… je crois qu'il a pris un coup. »
Horrifié, je suis son doigt d'un endroit à un autre. Le péritoine est une fine membrane entourant les organes abdominaux. La présence d'air à l'intérieur est totalement anormale, preuve qu'il a été percé, vraisemblablement par le massage cardiaque mal effectué.
« Tu penses que son estomac… »
Je laisse la phrase en suspens, incapable de la terminer. Il hoche la tête en déglutissant. Je me tourne vers Inès :
« Ça te dérangerait de le ramener dans sa chambre, que je voie avec Mathilde si elle veut faire quelque chose maintenant ?
— Oui, bien sûr !
— À plus tard, Rémy.
— Yes, à plus tard, tu me raconteras, hein ! »

On sort le brancard de la pièce. La tante se lève, le visage interrogateur mais je lui réponds que c'est la pédiatre qui viendra leur donner les résultats. Puis elle suit Inès et Youness sur le brancard pendant que je retourne au poste de soins, dans lequel Mathilde est assise face à l'ordinateur, devant la radio de l'enfant.
« J'ai appelé le chirurgien viscéral, dit-elle sans lever les yeux en m'entendant approcher.
— Il lui a vraiment percé l'estomac ?
— C'est possible, en tout cas il a un pneumopéritoine du feu de dieu. Il va passer au bloc, c'est sûr. Tout ça pour un malaise vagal… »
Je ne réagis pas, toujours horrifié par la situation. En ne reconnaissant pas correctement un malaise et en pratiquant les gestes de secours d'une manière inadaptée, l'oncle de Youness

a peut-être blessé mortellement son neveu. M'efforçant de ne pas rentrer dans le jugement, j'ouvre la bouche pour poser une question lorsque le chirurgien arrive. Il nous salue rapidement, puis se penche sur la radio :
« Effectivement, il y a beaucoup d'air… il est à quel box ? Je vais aller l'examiner.
— On t'accompagne, répond Mathilde. On ne leur a pas donné les résultats de la radio pour le moment.
— D'accord, et il s'est passé quoi exactement ? »
Mathilde lui résume rapidement la situation. Tout au long de l'échange, le chirurgien hoche la tête, son front se plissant de plus en plus.
« Je crois que je n'ai jamais eu un cas comme celui-ci… Allons voir l'enfant. »
On se dirige tous les quatre vers le box. Après s'être présenté à l'oncle et la tante, le chirurgien s'approche de l'enfant et lui demande s'il peut toucher son ventre.
« Ça fait mal quand on touche, proteste Youness.
— J'irai doucement c'est promis. »
Lentement et délicatement, il se met à promener sa main sur son abdomen. Youness devient un peu plus pâle et grimace de douleur. Finalement, le chirurgien retire sa main et regarde les parents.
« Youness va devoir aller au bloc opératoire, la pression exercée au cours du massage cardiaque a endommagé son estomac. »
L'oncle et la tante ouvrent la bouche, l'air hébété.
« Il ne saigne pas mais de l'air a pénétré à un endroit où il ne devrait pas y en avoir. Il faut l'enlever et recoudre l'estomac ainsi que le péritoine. »
Il finit sa phrase presque dans un murmure, pour que l'enfant n'entende pas les derniers mots.

« J'appelle le bloc, on va le prendre dès qu'on a une place en bloc d'urgence, d'accord ? Je reviens vous faire signer l'autorisation d'opérer. »
Youness sera opéré dans la journée et ne gardera aucune séquelle de sa mésaventure, en dehors des cicatrices de la laparotomie (ouverture chirurgicale de l'abdomen).

LES GESTES QUI SAUVENT

Il est impératif de pouvoir **faire la différence entre un malaise et un arrêt cardio-respiratoire**. Lors d'un arrêt cardio-respiratoire, contrairement au malaise, il y a une abolition de la conscience ET de la respiration. Face à un enfant inconscient, il faut donc absolument vérifier la présence d'une respiration spontanée avant d'effectuer des gestes de secours.
Si jamais l'enfant est encore en arrêt cardio-respiratoire, il faut pratiquer les bons gestes pour qu'ils ne soient pas délétères.

CE QU'IL FAUT FAIRE

Vérification de la conscience : dès que l'enfant est en âge de parler, il faut lui demander de serrer les mains, d'ouvrir les yeux, tout en réalisant une pression au niveau de ses paumes. Si jamais l'enfant ne réagit pas, il est considéré comme inconscient.
Vérification de la respiration : pendant dix secondes, il faut placer son oreille au-dessus de la bouche de l'enfant, pour essayer d'entendre le bruit d'une respiration, sentir le souffle ou voir si la poitrine se soulève. En l'absence de plus de deux mouvements respiratoires efficaces, l'enfant

est considéré en arrêt cardio-respiratoire. Attention de ne pas confondre des gasps avec des mouvements respiratoires. La respiration agonique, appelée « gasp », se décrit comme une respiration anarchique, bruyante, non efficace : le torse ne se soulève pas de façon ample. La personne n'a pas une respiration spontanée efficace.

• Contrairement à chez l'adulte, il est conseillé pour les enfants de commencer immédiatement les gestes de réanimation et de réaliser une séquence d'une minute avant d'appeler les secours.
• La réanimation cardio-pulmonaire d'un enfant débute par cinq insufflations, réalisées en bouche-à-bouche. Elles sont primordiales, la grande majorité des arrêts cardiaques pédiatriques étant d'origine hypoxique (par manque d'oxygène).
• Après les cinq insufflations, il faut réaliser quinze compressions thoraciques, à une main sur les jeunes enfants, milieu du thorax, milieu inférieur du sternum, à un rythme de 100 à 120 par minute (rythme de la chanson « Staying Alive » ou « Baby Shark »), à une profondeur d'un tiers du thorax.
• Après les quinze compressions, il faut à nouveau réaliser deux insufflations puis reprendre les compressions thoraciques, ainsi de suite jusqu'à une minute.
• Après la première minute, il faut masser en continu le temps d'appeler les secours. Il ne faut, si possible, jamais interrompre les compressions thoraciques pour donner l'alerte. Il ne faut pas non plus hésiter à appeler à l'aide autour de soi pendant la première minute de réanimation cardio-pulmonaire.

CE QU'IL NE FAUT PAS FAIRE

- Il ne faut pas réaliser de massage cardiaque sur un enfant qui respire, il convient de s'assurer de la présence d'une respiration spontanée avant de débuter les gestes de secours. Si l'enfant est simplement inconscient, il faut le mettre en position latérale de sécurité et appeler les secours.
- Le massage cardiaque ne doit pas être effectué en dehors du sternum, qui est la partie la plus solide du thorax. L'objectif du massage cardiaque est de réaliser des variations de pressions sur la cage thoracique pour permettre de vider et remplir le cœur afin d'assurer une perfusion des organes. Au moindre signe de réveil de l'enfant, il faut stopper immédiatement le massage cardiaque.

En cas de doute sur la présence d'une respiration, le massage cardiaque peut être commencé en respectant les recommandations de bonne pratique. Mais il reste indispensable de rechercher une respiration chez un enfant inconscient.

UNE DÉSHYDRATATION SÉVÈRE

Timéo, 2 ans, est amené aux urgences par ses parents. À l'inscription, on se rend compte qu'il est à demi inconscient. Tout va alors s'enchaîner très vite.

Je tartine la moitié d'un petit pain avec du beurre salé, mon ventre émettant des gargouillements parfaitement audibles. Il est 8 heures du matin et je fais partie de la deuxième vague à pouvoir prendre une pause pour le petit déjeuner. Le matin, on débute à 6 h 45 la journée, et la grande majorité des professionnels ne déjeune pas avant de partir à l'hôpital. La plupart du temps, on parvient à se poser une vingtaine de minutes pour manger un bout, après avoir effectué le bio-nettoyage quotidien des box de soins. Aux urgences pédiatriques, la période la plus calme se situe généralement entre 5 heures et 9 heures, c'est donc le moment idéal pour pouvoir se poser.

« On dirait que tu n'as pas mangé depuis trois jours », me fait remarquer ma collègue Aurélie lorsque j'attaque avec enthousiasme ma tartine.
Incapable de répondre à cause de l'énorme morceau que je tente de mâcher, les autres membres de la tablée éclatent de rire. Deux autres infirmières sont présentes à part Aurélie : Manon et Juliette, qui est l'une des deux infirmières postées ce jour à l'accueil. Fatima et Françoise, deux aides-soignantes, sont également présentes.
« C'est pour ça que je n'aime pas petit-déjeuner au deuxième tour, j'ai trop faim », je finis par réussir à dire après avoir péniblement dégluti mon énorme morceau de pain.
La porte s'ouvre à la volée et laisse apparaître la tête de Judith, l'autre infirmière d'accueil.
« Est-ce que quelqu'un peut venir ? J'ai un déchoc mais je n'ai trouvé personne à part la pédiatre.
— Tu ne voulais pas faire un appel général ? demande Manon.
— Trop tard, du coup j'ai préféré venir, les autres doivent être en soins. Du coup, quelqu'un peut venir ? »

Son ton est sec, et à juste titre : on ne doit pas perdre du temps à discuter, d'autant que si elle est ici, c'est qu'il n'y a plus personne à l'accueil, ce qui est contraire à toutes les règles de service. Étant le plus proche de la porte et voyant que personne ne bouge, je lance un dernier regard envieux à ma tartine à peine entamée et me dirige vers Judith. Fatima s'est également levée : tous les soins se font en binôme, et encore plus lors d'un déchocage.
« Il a quoi ? je demande à Judith, qui se met à marcher d'un pas vif vers une des deux salles de réanimation.
— Une gastro, sûrement, 2 ans, mais vraiment pas bien, pâle comme la mort, hypotonique, un TRC à 7, mains et pieds

froids, marbré comme pas possible, bref j'ai préféré le mettre au déchocage. »

« Hypotonique » signifie que l'enfant à une diminution de la tonicité musculaire, apparenté à un trouble de la conscience. La pâleur, le TRC, pour « temps de recoloration cutanée », la froideur des extrémités et les marbrures sont des signes d'hypoperfusion, donc une anomalie au niveau circulatoire.

Ayant déjà une petite idée du tableau qui m'attend, j'ouvre la porte du déchocage qui coulisse latéralement sans un bruit.

« Je te laisse, je retourne à l'accueil, dit Judith. Je n'ai absolument rien fait, je crois que Clarisse s'est chargée de le brancher au scope. Les parents sont avec moi là-bas, il faut que je termine l'inscription. »

Puis elle file, courant presque pour retourner vers l'accueil laissé à l'abandon. Clarisse, la pédiatre de garde, nous regarde d'un air épuisé quand je m'avance avec Fatima dans la salle de réanimation. Les bip-bip du scope me strient les tympans, je m'empresse d'aller mettre en pause les alarmes. L'écran affiche une fréquence cardiaque à 150 (beaucoup trop élevée pour l'âge de l'enfant) et une saturation en oxygène à 97 %. La tension artérielle, quant à elle, n'a pas encore été prise.

Mon regard se dirige ensuite vers l'enfant : il est allongé sur le dos, les yeux ouverts, produisant des sons qui rappellent les pleurs mais sans qu'aucune larme ne coule sur ses joues. Sa peau est pâle, presque translucide, ses yeux sont cernés, entourés d'orbites creusées par la déshydratation. Ses lèvres sont sèches, ses yeux rouges et irrités.

« Ça fait cinq jours qu'il vomit et il a la diarrhée depuis deux jours, il mange et boit beaucoup moins, me rapporte Clarisse en rangeant son stéthoscope. Faut lui faire un remplissage rapidement, si tu n'arrives pas à poser de cathéter ce sera l'intra-osseuse. »

Je me contente de hocher la tête pour montrer que j'ai compris, déjà occupé à préparer le matériel à l'aide de Fatima.
« Je lui prélève des tubes de sang quand même ?
— Oui, si tu as du sang, mais la priorité reste de lui poser le cathéter.
— Très bien.
— Commence à regarder ses veines, si tu veux, me dit Fatima, je finis de préparer.
— Merci !
Je prends un garrot et je me dirige vers l'enfant.
— On connaît son poids ? Son prénom ?
— Pas du tout, j'attends les parents pour ça justement, je crois que Judith l'a pris direct au déchoc, et je pense qu'elle a bien fait. »

Une gastro-entérite très inquiétante

L'enfant me regarde les yeux à moitié fermés, toujours prostré sur le dos. Je saisis sa main gauche et je commence à regarder ses veines. Elles sont toutes de petits calibres, se voyant à peine à travers la peau pourtant translucide. « Ça ne va pas être simple. » Un enfant très déshydraté est très compliqué à perfuser.
M'efforçant de ne pas penser à l'urgence de la situation et à la nécessité que je perfuse rapidement l'enfant, je prends mon temps pour inspecter chacune de ses veines : il ne sert à rien que je me précipite et que je perde du temps en ratant ma perfusion à cause d'une veine pas adaptée.
Je finis par arrêter mon choix sur une veine du pied gauche. « Je vais piquer là », dis-je à Fatima en passant mon doigt sur la veine.
Elle hoche la tête et positionne le pied de manière à bien orienter la veine vers moi. L'enfant se laisse totalement faire

et n'émet aucun son de protestation. Prenant le cathéter de plus petit calibre pour diminuer le risque de faire éclater la veine, je l'insère précautionneusement sous la peau de l'enfant. Là encore, ce dernier ne réagit absolument pas, malgré la douleur que provoque une ponction à cet endroit. Je sens que Clarisse me regarde, attendant le verdict. Je vois le sang remonter le cathéter et ma main se décrispe légèrement : je suis dans la veine. Désadaptant mon aiguille, je visse la petite tubulure reliée à une seringue remplie de sérum physiologique et je pousse doucement le produit. Instantanément, la veine gonfle et un bleu s'étale sous la peau du pied de l'enfant.

« Merde », je murmure entre mes dents.

La veine n'a pas tenu, éclatant sous la pression du sérum physiologique. En jetant un regard vers l'enfant, je vois qu'il a les yeux encore plus fermés. Remontant vers le scope, je constate que sa pression artérielle est inférieure à la norme pour son âge.

« On passe en intra-osseuse, non ? je demande à Clarisse. Ça a claqué instantanément.

— Oui, j'ai vu, retente une deuxième fois si tu le sens, je prépare l'intra-os. »

Elle se dirige vers le chariot d'urgence et ouvre le dernier tiroir. Je replace mon garrot, sur le bras cette fois, à la recherche de la deuxième veine que j'avais repérée. « Je n'ai pas le temps d'aller chercher quelqu'un de plus expérimenté, il va tomber inconscient d'un instant à l'autre », je pense en passant mon doigt sur l'intérieur du poignet flasque de l'enfant. La petite veine apparaît doucement avec la pression du garrot.

Fatima immobilise à nouveau le membre et je retente de perfuser l'enfant. Cette fois, la veine claque instantanément, formant un nouveau bleu sur l'intérieur du poignet.

« Bon, ça claque encore, je lance à Clarisse, agacé.

— Allez, intra-osseuse, on ne va pas perdre du temps, il est trop déshydraté. »

La porte du déchoc s'ouvre, laissant apparaître les parents en pleurs. Avant qu'on ait eu le temps de prononcer le moindre mot, la mère se précipite sur l'enfant.
« Timéo ! Timéo, tu m'entends ? C'est maman ! Mais il est encore plus mal, là ! »
La terreur se lit dans ses yeux. Le père semble incapable de prononcer le moindre mot, la même peur se lisant sur son visage.
« Je suis la pédiatre de garde, dit Clarisse d'un ton qu'elle veut le plus calme possible. On s'occupe de lui, on va le réhydrater mais ses veines sont fragiles on n'a pas réussi à le perfuser pour le moment. Est-ce que vous voulez bien attendre à l'extérieur ? Promis on vient vous voir dès que c'est fait.
— On ne peut pas rester ?
— On va devoir lui mettre un petit cathéter dans l'os du tibia, c'est très rapide mais ça peut être impressionnant pour vous, donc c'est mieux que vous sortiez le temps qu'on le mette en place. »
Je suis impressionné par le calme apparent de Clarisse et sa patience, alors qu'on sait parfaitement tous les trois que l'enfant peut faire un arrêt cardiaque si on n'agit pas rapidement. Sa déshydratation est telle que son volume sanguin a fortement diminué, faisant chuter l'oxygénation de ses organes. Chez un enfant, la pression artérielle se maintient très longtemps : lorsqu'elle chute il faut agir de toute urgence. Heureusement les parents semblent comprendre et se dirigent vers la porte sans poser plus de questions.
« Est-ce que vous pouvez me dire son poids ? demande la pédiatre juste avant que la porte ne se referme.

— Treize kilos habituellement, mais là je pense beaucoup moins…

— Merci ! »

La porte se referme, masquant le visage effrayé de la mère.

« Allez, on y va rapidement. »

Clarisse s'avance, la perceuse à la main. Je m'empresse de purger la petite tubulure du cathéter intra-osseux. Fatima allonge la jambe de Timéo du côté de Clarisse et la maintient dans son axe. Clarisse désinfecte rapidement la peau et enfonce l'aiguille en dessous du genou, sur le côté extérieur du tibia, jusqu'à buter sur l'os. Elle actionne ensuite la perceuse pendant deux secondes et stoppe la rotation de la mèche. Timéo n'émet à nouveau aucun signe de protestation.

Sans perdre de temps, je retire le guide de métal et je visse la petite tubulure. D'un coup, j'injecte les 10 millilitres que contient ma seringue. À nouveau, Timéo ne bronche pas, alors que l'injection dans la moelle osseuse est la partie la plus douloureuse de la pose de cathéter intra-osseux. Je remonte ensuite le piston de la seringue pour réaliser une légère aspiration : du sang très foncé remonte le long de la tubulure, indiquant que le cathéter est bien en place.

Je m'empresse de me diriger vers le chariot pour saisir une grosse poche de sérum physiologique, à partir de laquelle je prélève une seringue de cinquante.

« Vingt millilitres par kilo directement à la seringue ? je demande à Clarisse qui est occupée à mettre en place le pansement autour du cathéter.

— Oui, on part sur 260 ml. »

Je relie la poche à une tubulure, puis j'ajoute un robinet au bout, auquel je visse ma seringue de cinquante. J'emporte le tout au niveau de l'enfant et, à l'aide de compresses, je relie le bout de la tubulure à celle du cathéter intra-osseux. Puis je commence à injecter lentement la première seringue de sérum physiologique. La tension artérielle qui apparaît à l'écran est encore plus basse que la précédente : j'augmente ma pression sur le piston de la seringue pour accélérer mon remplissage. Lorsque ma seringue se termine, je la remplis à nouveau en tournant le robinet de sorte qu'il soit ouvert en direction de la poche de sérum physiologique. En moins de dix minutes, j'ai injecté les cinq seringues de 50 ml.

« On attend un peu mais je pense qu'on lui en fera un deuxième remplissage, dit Clarisse, les yeux rivés sur le scope. Je vais chercher les parents. »

Fatima a préparé de quoi effectuer un prélèvement capillaire pour réaliser une mesure du taux de sucre sanguin pendant que je me chargeais du remplissage. Elle pique le doigt de Timéo : 4,9 mmol/l. Un peu bas, mais pas si catastrophique.

La porte de la salle de déchocage coulisse, laissant apparaître les parents, suivis par Clarisse.

« Donc, comme je vous disais, on a fait ce qu'on appelle un "remplissage", pour essayer de lui restituer l'eau qu'il a perdue avec la gastro. On voit déjà que sa fréquence cardiaque a un peu diminué. »

En relevant la tête, je constate en effet que la fréquence cardiaque, toujours élevée, est cependant redescendue à 135. La tension artérielle, quant à elle, a augmenté, passant au-dessus de la limite basse. Timéo bouge légèrement, laissant échapper un sanglot à peine audible.

« Je pense que tu peux lui en refaire un, me dit Clarisse.

— Ça marche, le dextro est à 4,9 mmol/l au fait.

— OK, merci. »

Quand l'espoir revient

Les parents s'approchent du chevet de leur enfant, lui murmurant des mots réconfortants en lui caressant les cheveux. Rapidement, j'ouvre une nouvelle pochette de sérum physiologique et je l'accroche à la place de l'ancienne. Puis je répète la manœuvre de remplissage, remplissant puis vidant mes seringues dans la circulation sanguine de l'enfant.
« Timéo va être gardé en surveillance pendant vingt-quatre heures dans le service d'hospitalisation des urgences, dit Clarisse en regardant tour à tour les deux parents, il faut continuer à le réhydrater par les veines en attendant qu'il élimine le virus digestif pour qu'il puisse se réalimenter.
— On pourra rester avec lui ?
— Pour la nuit, un seul de vous deux pourra rester car il y a un petit canapé-lit mais pour une personne seulement.
— Pas de problème, merci beaucoup.
— Il a des frères et sœurs ?
— Oui, un petit frère d'un an, que j'ai confié à ma mère pour emmener Timéo.
— Et lui, ça va ? Il n'a pas de diarrhées ou vomissements ?
— Rien du tout. »
À la fin du deuxième remplissage au sérum physiologique, Timéo est transformé. Il tient assis tout seul, refusant de s'allonger, et sa peau a retrouvé un peu de couleur. Sa fréquence cardiaque est retombée à 110 battements par minute et sa tension artérielle est revenue à la normale.
« C'est fou comme ça lui a fait du bien, dit la mère en regardant son enfant d'un air interloqué.
— Chez les enfants, ça va très vite dans un sens comme dans l'autre, répond simplement Clarisse avec un petit sourire.
— Merci beaucoup.

— Donc ça dure depuis cinq jours, c'est ça ? Et il ne s'alimente plus depuis quarante-huit heures ?
— Oui, ou du moins il rejette tout ce qu'il mange au bout de quelques minutes depuis euh… oui, c'est ça, avant-hier. Un peu moins de quarante-huit heures.
— D'accord, bon on lui fera sûrement une analyse des selles et aussi une petite prise de sang. De toute façon on ne va pas lui laisser le cathéter dans l'os, maintenant qu'il est réhydraté on va pouvoir le perfuser une fois qu'il sera dans notre service d'hospitalisation.
— Très bien, merci beaucoup.
— Je vais voir à l'UHCD s'ils peuvent l'accueillir maintenant, d'accord ? je demande à Clarisse.
— Oui, ça marche, je finis la prescription pendant ce temps. »
Je quitte la salle de déchocage, me dirigeant vers l'unité d'hospitalisation de courte durée, une pensée émue vers ma tartine qui m'attend toujours en salle de pause.

Timéo restera finalement hospitalisé pendant quarante-huit heures en raison de nouveaux vomissements et finira par rentrer chez lui.

LES GESTES QUI SAUVENT

La gastro-entérite est une infection virale de la sphère digestive qui survient particulièrement en hiver, causée principalement par le norovirus ou par le rotavirus (particulièrement chez les enfants). Cette pathologie digestive va provoquer des vomissements et/ou des diarrhées qui peuvent, sur la durée, entraîner une déshydratation de l'enfant si ce dernier n'est pas capable de conserver les

aliments, et surtout l'eau, qu'il ingère. Bien que cela reste très rare, il est nécessaire de connaître les signes d'alerte devant conduire les parents à emmener leur enfant aux urgences. Il est également recommandé de mettre en place des gestes simples pour limiter la circulation du virus : nettoyage des mains et des surfaces, particulièrement dans les milieux collectifs.
La vaccination contre le rotavirus (un des virus responsables de la gastro-entérite) est également recommandée chez les nourrissons

CE QU'IL FAUT FAIRE

• En prévention, pensez à vous laver les mains (avant de préparer les repas, avant de manger, après être allé aux toilettes ou à la salle de bains, après avoir changé un nourrisson…) et à laver les mains de votre enfant (après mouchage, après avoir joué, avant les repas, si ses mains sont sales…). Afin d'éviter la contamination au sein d'une fratrie, nettoyez régulièrement la chambre et les jouets de votre enfant, ainsi que les toilettes et le pot de chambre, après chaque utilisation.
• Observez la prise alimentaire et hydrique de votre enfant. Surveillez l'apparition des signes de déshydratation : creusement des orbites et apparition de cernes marqués, pâleur prononcée. En cas de signes de déshydratation sévère (apathie et diminution de la tonicité, langue sèche, absence de larmes, couche sèche depuis plus de six heures), il faut se présenter aux urgences ou contacter le 15.
• Privilégiez les prises alimentaires et hydriques fractionnées, de manière à limiter le risque de vomissement : 20 ml par 20 ml du biberon, toutes les dix minutes, deux cuillères par deux cuillères d'une compote par exemple. La quantité

pourra être augmentée en fonction de la tolérance, mais il faut toujours débuter bas pour minimiser les risques de vomissements. Retenez que sur une journée, un enfant doit boire environ 90 à 150 ml/kg de son poids et que l'hydratation seule ne doit pas être réalisée plus de 24 heures.

• Donnez du soluté de réhydratation orale (SRO) de manière précoce en cas de signes digestifs pour prévenir la survenue de la déshydratation.

• En cas de diarrhées sans vomissements, l'hydratation peut être réalisée de manière moins fractionnée mais en plus grande quantité, en raison des pertes plus importantes de liquide par les selles. Le lactose doit être diminué car il favorise l'abondance des diarrhées.

CE QU'IL NE FAUT PAS FAIRE

• Il ne faut pas donner de sodas ou de jus de fruits pour réhydrater : la trop grande quantité de sucre peut majorer la diarrhée chez les jeunes enfants et ils ne contiennent pas assez de sel.

• L'eau seule n'est d'ailleurs pas l'idéal pour la réhydratation en raison, là aussi, de la faible contenance en sel, électrolyte indispensable pour la réhydratation. Le SRO reste la meilleure substance de réhydratation.

CHRONIQUES DU SMUR ADULTE ET PÉDIATRIQUE

UN VOL À L'ÉTALAGE QUI TOURNE MAL

Kevin, 25 ans, est surpris par la police en train de voler. Il prend la fuite, les policiers le poursuivent. Épuisé, il tente le tout pour le tout en se jetant dans la Seine.

La sonnerie d'un départ en intervention retentit vers 21 heures dans les locaux du Samu.
Équipe 2, départ immédiat ! Équipe 2, départ immédiat !
Je me brûle en voulant à tout prix terminer mon café, je prends ma veste et cours vers le garage. L'ambulancier, Thierry, et l'étudiante infirmière anesthésiste que j'encadre, Julie, me suivent. Je traverse la vaste pièce où sont garés les quatre véhicules, j'ouvre une porte pour accéder au bureau où se trouve l'imprimante, et saisis la feuille de départ.
« 25 ans, ACR[5] sur noyade ! »
Je regarde mon étudiante en retournant dans le garage :

5. ACR : arrêt cardio-respiratoire.

« Tu as déjà vu des ACR ?
— Oui, trois depuis le début de mon stage.
— Je te laisse gérer, et tu me dis si t'as besoin ?
— Pas de souci, ça me va. »
Le médecin nous rejoint, et on part rapidement. La localisation n'est pas très précise en raison de l'absence d'adresse : on sait que ça se situe sur les bords de Seine mais on ne sait pas où exactement ni dans quel sens.
« Ça te va si Julie intube ? C'est la fin de son stage et ce n'est pas tous les jours qu'on a l'occasion de le faire en Smur.
— Yes, aucun souci. »

La technique de l'intubation

Elle consiste à mettre en place une sonde d'intubation dans la bouche jusqu'à la trachée du patient. Elle est ensuite reliée à un respirateur, qui va venir insuffler de l'air mécaniquement au patient et remplacer ainsi sa respiration physiologique tout en protégeant ses voies aériennes d'éventuels vomissements.

On finit par repérer un amas de lumières bleues : de nombreuses voitures de police et deux camions de pompiers sont garés sur le côté, à petite distance de l'eau. On comprend que l'endroit où la victime a été sortie du fleuve n'est pas accessible en véhicule.
On prend les deux sacs d'intervention, le scope, et on se met à trottiner vers les bords de l'eau. Des policiers, que nous saluons en passant, nous éclairent le chemin. Je regarde Julie :
« Je te laisse te mettre à la tête, je pose la voie. Si t'as du mal à intuber tu me dis, je prendrai le relais. »
Elle hoche la tête, le regard porté vers l'eau. Une quinzaine de policiers et pompiers sont regroupés autour d'une personne

allongée, les mouvements de balancier d'un des pompiers indiquant qu'il réalise un massage cardiaque.
Pendant que le médecin prend les transmissions du chef d'agrès (le chef de l'équipage des pompiers, qui coordonne l'intervention), j'attrape le sac rouge et j'ouvre la poche avant dans laquelle se trouve le kit perfusion comprenant l'ensemble du matériel nécessaire à la pose d'une voie veineuse périphérique. Julie prend la pochette d'intubation et s'installe à la tête. Thierry s'occupe de brancher le patient à notre scope.
Deux pompiers sont de part et d'autre de la victime, l'un réalisant les compressions thoraciques et le deuxième se préparant à prendre le relais. Un troisième pompier est à la tête et tient un Bavu, prêt à délivrer les deux insufflations quand son collègue aura terminé sa série de compressions.

Les gestes lors d'un arrêt cardiaque sont codifiés à la manière d'une chorégraphie, de façon que la victime puisse les recevoir avec un timing parfait. Il faut que les compressions thoraciques ne s'arrêtent que lors de la réalisation des insufflations.
« Je vais t'embêter deux minutes mais faut que j'accède au bras. »
Le caporal se décale pour me laisser le bras libre. Je sens la peau froide du patient sous mes mains en mettant en place le garrot : on est en novembre, il fait moins de dix degrés. L'eau doit être glacée. Du coin de l'œil, je vois Julie qui s'allonge à plat ventre pour débuter le geste de l'intubation. Je me dépêche de perfuser le patient pour me rendre disponible si elle a besoin. Dans la foulée, j'injecte un milligramme d'adrénaline.
« 1 mg d'adrénaline à 21 h 22. »
Je vois le médecin capter mon regard : l'information a été reçue. Je l'entends demander au chef d'agrès :

« Le défibrillateur n'a pas choqué ?
— Non, il est en asystolie depuis notre arrivée. »

L'asystolie

Ce terme signifie que le tracé est plat, il n'y a plus aucune activité électrique cardiaque. Dans ces cas-là, le défibrillateur ne délivre aucun choc électrique. En revanche, en cas de fibrillation ou tachycardie ventriculaire, on peut observer un rythme électrique anarchique, et dans ce cas le défibrillateur délivrera un rythme pour tenter de resynchroniser les activités électriques et mécaniques du cœur.

Je m'accroupis à côté de Julie, qui a les yeux rivés dans la bouche du patient, la sonde d'intubation dans la main droite.
« T'as besoin d'aide ?
— Si tu peux juste me faire un petit appui. »
Je place ma main sur le cou du patient en exerçant une légère pression pour aider Julie à mieux visualiser l'entrée de la trachée. Elle enfonce un peu plus la sonde et je sens le plastique passer sous mes doigts, dans les anneaux trachéaux.
« C'est bon !
— Eh bah ! c'est nickel, ça ! Allez, le Bavu, on regarde si t'es bien dedans, et on fixe. »
Je tends le ballon à Julie, au bout duquel est relié un petit capteur à CO_2, mis en place par Thierry. C'est vraiment bien de ne même pas avoir besoin de parler pour se synchroniser. Je regarde l'ambulancier sortir la pochette pour le respirateur et me la tendre. J'émets un petit son satisfait : la courbe sur le scope indique que la sonde est bien en place. Elle mesure le taux de CO_2, et son amplitude prouve que la sonde est dans la trachée et non dans l'œsophage, le tube digestif. Cela peut arriver d'avoir des difficultés pour intuber et de faire glisser

la sonde dans le mauvais orifice : le contrôle via le taux de CO_2 expiré est donc indispensable.

Pendant que je sors les tuyaux et que je règle le respirateur, Julie fixe la sonde et range son matériel. « On a un rythme ! » Je tourne la tête pour vérifier les dires de Julie : un tracé normal défile sur l'écran du scope. Le médecin s'accroupit pour prendre le pouls carotidien.
« J'ai un pouls bien frappé, on le conditionne et on file, on a la place en réanimation. »
Julie se penche vers le patient.
« Je crois même qu'il a des signes de réveil, il tousse.
— OK, on va le sédater[6], alors, pour le trajet, mais tout doux, comme ça, ils pourront rapidement l'évaluer sur le plan neurologique à l'arrivée. »
Une image me traverse l'esprit : je visualise la pochette contenant les antalgiques puissants à l'intérieur du camion.
« Euh, Julie, je peux te laisser brancher le respirateur et les aider à le conditionner ? J'ai zappé les stupéfiants dans le camion. J'apporte juste une seringue pour faire la première dose, histoire qu'il ne se mette pas à bouger dans tous les sens, et on mettra les sédations en continu dans le camion. »
Je préviens le médecin et je pars en courant en direction de la route. Je reviens un peu essoufflé, deux seringues à la main, que je tends à Julie pour qu'elle injecte les médicaments.
Entre-temps, le patient a été placé dans un matelas coquille, permettant de bien le maintenir en place. Les pompiers et Thierry mettent les dernières sangles de sécurité en place. Le patient est relié au respirateur, qui délivre des volumes d'air réguliers.

6. « Sédater » signifie endormir.

« Des pieds à la tête, êtes-vous prêts ?
— Pieds prêts !
— Bassin prêt !
— Tête prête !
— Attention pour lever… levez ! »
D'un même mouvement, on soulève le matelas et on le pose sur le brancard. C'est la personne à la tête qui donne les ordres, pour coordonner les différents intervenants et permettre au mouvement d'être le plus fluide possible.
Un des policiers s'avance vers nous et s'adresse au médecin :
« Une équipe va vous suivre.
— Aucun problème. »
Le convoi se met en route vers le camion. Julie pose une deuxième voie veineuse pendant que je prépare les sédations. Puis l'équipe se met en branle vers l'hôpital.

Ce patient ne gardera aucune séquelle de son arrêt cardio-respiratoire, en raison du très court délai qui s'est écoulé entre le moment où les policiers l'ont sorti de l'eau et le moment où ils ont débuté les compressions thoraciques. Son cerveau n'a donc pas souffert du manque d'oxygène, ce qui aurait pu entraîner des lésions irréversibles. Privées d'oxygène pendant plusieurs minutes, les cellules cérébrales sont détruites.

LES GESTES QUI SAUVENT

En cas de noyade, si une personne est sortie de l'eau, inconsciente.

CE QU'IL FAUT FAIRE

• Devant toute victime inconsciente, la première chose à faire est de vérifier la respiration. Oubliez la prise de pouls, ce n'est pas fiable, c'est une perte de temps et ça peut induire en erreur : il ne s'agit pas d'un geste aisé et il est facile de ressentir son propre pouls. La prise de pouls se fait sur minimum trente secondes, ce qui est long, tandis que la vérification de la respiration est plus rapide. L'inconscience et l'absence de respiration spontanée efficace suffisent à déterminer l'arrêt cardio-respiratoire. Pour vérifier la respiration d'une personne, il faut soit pencher la tête pour positionner son oreille au-dessus de la bouche de la victime, soit placer sa main à cet endroit. Il faut basculer légèrement la tête de la victime en arrière pour ouvrir les voies aériennes. Il faut ensuite regarder si le thorax se soulève, écouter si on entend le son d'une respiration et sentir un éventuel souffle.

• Une absence de mouvements respiratoire ou la présence de deux mouvements au plus en dix secondes signifie que la personne n'a pas de respiration spontanée efficace. Elle est en arrêt cardio-respiratoire, il faut donc commencer les gestes de secours le plus rapidement possible. Au préalable, il faut s'assurer que quelqu'un est disponible pour appeler les secours et envoyer un autre témoin à la recherche d'un défibrillateur ; les mairies, les espaces accueillant des activités sportives, et certaines pharmacies, en sont équipés.

Il faut ensuite démarrer la réanimation cardio-pulmonaire. La spécificité de la prise en charge de l'arrêt cardiaque du noyé est qu'il faut commencer par cinq insufflations avant d'entamer les compressions thoraciques.
Le bouche-à-bouche est fortement recommandé dans ce type de situation car l'origine de l'arrêt cardiaque est un manque d'oxygène. Apporter de l'oxygène dans le sang avec des insufflations avant de le mettre en mouvement via les compressions thoraciques est donc primordial. Mais on ne pourra pas vous reprocher de ne pas avoir fait de bouche-à-bouche en raison des problèmes hygiéniques qu'entraîne ce geste par exemple.
Dans l'idéal, il faut ensuite alterner 30 compressions thoraciques et 2 insufflations, puis 30 compressions, en alternant toujours 30/2. Le massage cardiaque doit être réalisé à une fréquence de 100 à 120 par minute, mains jointes au milieu du thorax, coudes verrouillés.
Si un témoin trouve un défibrillateur, il doit être ensuite mis en place en suivant les instructions orales de ce dernier (après l'avoir allumé), sans interrompre les compressions thoraciques.

CE QU'IL NE FAUT PAS FAIRE

• Il ne faut surtout pas mettre en position latérale de sécurité une victime inconsciente dont on n'a pas vérifié la respiration. Comme indiqué plus haut, une personne inconsciente qui ne respire pas est en arrêt cardio-respiratoire.
• Il ne faut également pas chercher le pouls, la vérification de la conscience et de la respiration suffisant à détecter l'arrêt cardio-respiratoire.

UN ACCIDENT GRAVISSIME

Une personne d'une cinquantaine d'années est extraite de son véhicule accidenté, en arrêt cardio-respiratoire.

Il est 18 heures, je dois prendre ma garde au Smur adulte à 18 h 30, je suis pile à l'heure. Je m'engage à moto sur l'autoroute et je vois tout de suite qu'elle est plus encombrée qu'habituellement. Ce qui n'est pas peu dire car il s'agit d'un des tronçons les plus embouteillés d'Europe…

Je me mets sur la bande d'arrêt d'urgence pour doubler les voitures à faible allure. Deux cents mètres plus loin, j'aperçois une ambulance privée arrêtée sur cette file, les gyrophares allumés. C'est le premier indice qui me fait dire qu'il y a quelque chose d'inhabituel. En pivotant la tête rapidement sur la gauche, je pense apercevoir une voiture sur le toit, au milieu de l'autoroute. Sans plus me poser de questions, je me place derrière l'ambulance privée et je coupe le moteur.

Seule la voie de droite circule encore, les deux autres voies sont totalement à l'arrêt. Je traverse prudemment et j'avance vers l'accident en enlevant mon casque. Je balaye alors la scène du regard, évaluant les dégâts. Deux véhicules sont en travers de l'autoroute, des gros impacts présents à divers endroits, témoins d'une forte cinétique. Un troisième véhicule est sur le toit et une dizaine de personnes sont regroupées autour. J'accélère le pas et je me décide d'aller proposer mon aide en priorité à cet endroit.

En arrivant au niveau de l'attroupement, j'essaye de me faire comprendre par-dessus le brouhaha environnant :

« Je bosse au Samu, il y a besoin de quelque chose ? »

Un homme se retourne :

« Il y a un mec coincé dans la voiture, là.

— OK, et il vous répond ? Vous avez une interaction avec lui ?

— Ouais, il nous répondait mais plus maintenant. »

Cette fois, c'est une personne accroupie vers la voiture qui me répond.

« Et il respire ?

— Je ne sais pas mais je n'arrive pas trop à sentir son pouls. »

Un autre témoin me propose de prendre mon casque et mon sac qui m'encombrent : « Je reste là, je ne bouge pas, promis. » Avec un signe de tête pour le remercier je lui confie mes affaires.

« Les gars, il faut absolument savoir s'il respire, le pouls on s'en fout. »

Je vois que dans les témoins, en dehors des deux ambulanciers privés, personne ne semble à l'aise avec le secourisme.

« Non, il ne respire pas, répond un des ambulanciers.

— OK, alors il faut l'extraire absolument.

— Mais on ne peut pas le bouger, on risque de lui casser la colonne vertébrale. »

Je fais le tour de la voiture renversée pour tenter de voir par où extraire la victime. Rapidement, je vérifie que la voiture est bien stable et qu'il ne sera pas dangereux de pénétrer à l'intérieur : elle ne bouge pas d'un pouce lorsque je m'arc-boute contre elle.

« Si on ne fait rien, il va mourir. Malheureusement, là on s'en fout de sa colonne, le plus important c'est de l'extraire.
— Mais ses cervicales… »
Je sens que l'énervement commence à monter et j'ouvre la bouche dans l'intention de hausser le ton mais un autre témoin me devance :
« Les gars, écoutez-le, c'est le Samu, on fait ce qu'il dit. »
Soulagé de ne pas devoir argumenter, je vois que les autres témoins attendent pour agir.
— Il faudrait que quelqu'un se glisse à l'intérieur pour l'extraire, vite. »
Mais un coup d'œil à l'assemblée suffit pour que je comprenne que je suis le seul à pouvoir me glisser dans le petit espace : ils font tous minimum 1,85 m, et la voiture écrasée sur elle-même ne leur permettra jamais d'atteindre la victime.
« OK, j'y vais, prenez votre bouteille d'oxygène et un Bavu, les gars. »
Les ambulanciers s'exécutent et filent dans leur ambulance.
« Décidément, j'aurai fait écureuil dans beaucoup de situations », je songe, en m'allongeant à plat ventre, repensant à ma formation chez les pompiers. « L'écureuil », c'est le terme employé chez les pompiers pour désigner l'équipier qui se glisse à l'intérieur du véhicule pour maintenir les cervicales de la victime pendant les manœuvres. Du haut de mon 1,70 m je me retrouvais quasi systématiquement à ce poste.

Une intervention inattendue

Rapidement j'atteins la victime et je perds de précieuses secondes à détacher la ceinture qui m'empêche de le tirer en dehors du véhicule. L'homme inconscient présente un bon embonpoint, et je me rends compte de la difficulté de l'opération qui s'annonce. Impossible de réunir assez de force à plat ventre, je réussis péniblement à m'accroupir en me pliant au maximum. Je le saisis par la veste, et en poussant de toutes mes forces sur mes jambes je parviens à la faire pivoter sur le côté passager. Mes muscles brûlent, protestant contre l'effort que je leur demande brutalement. Mais je sens l'adrénaline couler dans mes veines, et répétant la manœuvre une deuxième fois, je parviens à sortir suffisamment la victime pour que les témoins puissent prendre le relais et l'extraire complètement de la voiture.

« Attention à ses cervicales ! »

Cette réflexion d'un témoin me laisse un goût amer dans la bouche. Dans un coin de ma tête, une petite voix me dit que l'état des cervicales est le dernier souci de l'homme accidenté. Ou alors le premier, si c'est une fracture cervicale qui a provoqué son arrêt cardiaque, et dans ces cas-là, tout espoir est perdu.

La respiration saccadée par l'effort, je déchire ses vêtements pour accéder à son torse. L'homme est inconscient et ne présente aucun signe de respiration spontanée : il est bien en arrêt cardio-respiratoire. Sans réfléchir une seconde de plus, je joins mes mains au-dessus du thorax et je commence les compressions thoraciques. Repensant amèrement au temps qui s'est écoulé entre le moment où la personne m'a stipulé que la victime ne respirait plus et le moment où on débute enfin le massage cardiaque, je sais déjà à ce moment-là que ses chances de survie sont très minces.

Les ambulanciers reviennent avec la bouteille d'oxygène et le Bavu et se positionnent à la tête.

« Qui ici sait faire un massage cardiaque ? »

Je demande à l'assemblée, car je ne peux pas rester uniquement sur les compressions thoraciques. Une pensée me traverse l'esprit : est-ce qu'il y a d'autres victimes ? Une peur s'insinue dans ma chair, provoquant des frissons dans mon dos. Une règle d'or en cas d'événement à multivictimes, c'est de ne pas se précipiter sur le cas le plus grave, mais de vérifier en amont l'état de *l'ensemble* des victimes. Si une personne présente une hémorragie et que personne n'a fait de gestes, elle est peut-être en train de mourir alors que je me suis précipité sur la personne qui est cliniquement déjà décédée. Une erreur classique mais qui peut être impardonnable.

Citoyens sauveteurs

Spontanément, deux témoins s'avancent, me disant qu'ils ont déjà eu des formations, il y a longtemps, mais qu'ils se sentent de le faire si je leur réexplique.
Rapidement, tout en continuant le massage cardiaque, je leur montre le positionnement de mes mains, le rythme, mon dos placé au-dessus du thorax de la victime, coudes verrouillés pour utiliser toute la force de mon buste et pas juste celle de mes bras. Dès que j'arrive au bout de mes trente compressions, l'ambulancier délivre les deux insufflations et je me relève, laissant la place au témoin.
Sortant de ma bulle, je me rends compte qu'aucun camion de pompier ne s'est présenté sur place, alors qu'un témoin m'a assuré avoir passé l'appel avant que je sois là. Seule une voiture de police est arrivée, et en jetant un œil en arrière je comprends rapidement la problématique. Un embouteillage monstrueux est en train de se former en aval de l'accident, la circulation est totalement bouchée en raison du blocage de deux voies sur les trois, à la pire heure de la journée. Les pompiers et le Smur sont très certainement retenus dans les bouchons.
Prenant mon portable, je compose le 15 pour donner un bilan complémentaire : le Samu n'est pas au courant qu'une

victime est en arrêt cardio-respiratoire, ils n'ont donc peut-être pas déclenché de Smur. Jetant un œil vers la victime, je vois que la réanimation suit son cours et que les compressions thoraciques sont efficaces. Rassuré, je me décide enfin à aller vérifier l'état des autres occupants des véhicules accidentés, la musique d'attente du Samu résonnant dans mes oreilles.

Croisant les doigts pour qu'ils n'aient rien de grave, j'aperçois un homme appuyé contre la barrière de sécurité, une vilaine plaie courant le long de son avant-bras. À ses côtés, une femme qui ne présente aucune blessure apparente.
« Bonsoir, je suis infirmier anesthésiste au Samu, vous allez bien ?
— Oui, ça va. Secoué, mais à part cette plaie, rien de particulier. »
En observant la blessure, je remarque que le sang ne coule pas mais qu'elle nécessitera de nombreux points de suture.
« Bon, et est-ce qu'il y a d'autres victimes ?
— Il y a un homme dans le troisième véhicule mais, comme nous, il va bien, il est au téléphone avec son boulot.
— *(Ah ! tiens ça me fait penser qu'il faut que je prévienne l'équipe de jour que je vais avoir un peu de retard...)* Très bien, merci beaucoup. Les pompiers vous emmèneront aux urgences, monsieur, il faut suturer votre plaie.
— Il est en arrêt cardiaque, le mec qui nous a percutés ? »
Je prends conscience que je n'ai absolument aucune information sur la manière dont s'est déroulé l'accident.
« Qu'est-ce qui s'est passé exactement ? Je suis arrivé après l'accident.
— Le mec en question conduisait vite en doublant sur la droite, il a perdu le contrôle et est venu nous percuter sur le

côté. Et moi, j'ai percuté la voiture de devant. On a eu de la chance de pas provoquer un carambolage.
— Effectivement… »
Je m'éclipse pour aller voir la dernière personne, qui fait les cent pas au téléphone.
« Le Samu, j'écoute ? » La voix de l'assistante de régulation médicale (ARM) résonne enfin dans mon oreille.
« Oui, bonjour, je suis sur l'accident qu'on a dû vous signaler sur l'A86. Ce serait possible de parler au régulateur ? Je suis IADE[7] au Smur d'un autre département. Il y a une victime qu'on a désincarcérée qui est en arrêt.
— OK, ça marche, je fais partir une équipe, déjà, et je te passe la régulatrice.
— Super merci ! »
Après une minute d'attente, la médecin décroche :
« Bonjour, l'ARM m'a transmis les infos, tu peux m'en dire un peu plus ?
— Trois véhicules impliqués, une UA[8] en arrêt cardio-respiratoire. Cinquante ans à peu près, *no flow*[9] de plusieurs minutes le temps qu'on l'extraie. Trois autres victimes, une en UR[10] avec une plaie au bras.
— OK, merci pour les infos ! Il y a une équipe qui vient de partir. Je te laisse, c'est le feu au niveau de la régulation, ce soir.
— Bon courage ! »

Je retourne vers la victime en arrêt cardiaque. Le massage est toujours en cours. Maintenant que je suis rassuré de ne pas

7. IADE : infirmier anesthésiste diplômé d'État.
8. UA : urgence absolue.
9. *No flow* : temps d'arrêt cardiaque sans massage cardiaque.
10. UR : urgence relative.

être passé à côté de quelque chose chez les autres victimes, je me rends compte à quel point je me sens démuni, seul, sans matériel et sans ambulancier formé au Smur ni médecin. Pas possible d'injecter de l'adrénaline, encore moins d'intuber la victime. Même poser un cathéter, je ne peux pas.
Je propose alors de prendre le relais d'un des deux ambulanciers qui est en train de masser. Au loin, j'entends les sirènes des véhicules de secours qui tentent péniblement d'atteindre les lieux de l'accident.
Juste avant de reprendre le massage cardiaque, je place mes doigts au niveau de la carotide du patient inconscient. Toujours rien. Dans un coin de ma tête je sais déjà ce que ça veut dire. Pourtant je continue à m'appliquer sur les compressions thoraciques, conscient que les personnes qui m'entourent ne sont pas forcément résignées comme je le suis, en raison de mes connaissances sur l'arrêt cardiaque d'origine traumatique.

Après deux minutes de massage cardiaque, je passe à nouveau le relais, au moment où la sirène du Smur indique qu'ils arrivent enfin sur les lieux de l'accident.
En me dirigeant vers eux, je reconnais la médecin et l'ambulancier avec lesquels j'avais eu l'occasion de travailler au cours d'un stage. Je les salue, je leur résume en deux mots la situation. Je vois déjà dans le regard de la médecin qu'elle n'a absolument aucun espoir pour la victime. Le massage cardiaque dure depuis plus de vingt minutes, avec une longue période sans compressions thoraciques, le temps de l'extraire du véhicule.
Elle me remercie et se dirige vers le patient. L'infirmier anesthésiste est déjà en train de poser une voie veineuse et l'ambulancier a branché le scope.

Je remercie les témoins pour leur aide. L'un d'eux me tape sur l'épaule. La personne qui tient mes affaires depuis le début de l'intervention me les rend en me remerciant.
Mon casque à la main, j'appelle mon collègue de jour pour m'excuser pour le retard et lui dire que je serai là d'ici vingt-cinq minutes. J'enfourche ma moto et je contourne l'accident, un policier m'indiquant d'un geste que je peux passer.
J'apprendrai quelques heures plus tard que le patient est décédé.

LES GESTES QUI SAUVENT

Face à un accident de la voie publique (AVP), voici les bons réflexes à adopter.

CE QU'IL FAUT FAIRE

• La première chose à faire n'est pas de porter secours mais de se protéger déjà soi-même. Comme on me le disait en formation pompier, un secouriste mort est un secouriste inutile. Une bonne manière de se rappeler que la priorité absolue dans toute situation est avant tout de se protéger et a minima ne pas se mettre en danger. Dans cette situation, il faut s'assurer par tous les moyens que l'accident est visible par les véhicules qui arrivent pour éviter le suraccident. Les accidents sur autoroute sont les plus dangereux, surtout quand ils se produisent au milieu des voies. Il faut donc baliser les lieux de l'accident et s'assurer que la circulation est coupée avant de se rendre auprès des victimes. C'est peut-être contrintuitif et ça pourra donner l'impression de ne pas réaliser des actions prioritaires, mais il est essentiel pour sa propre sécurité de respecter cette chronologie d'action.

• Dans un second temps, il faut si possible couper le contact du véhicule accidenté et alerter les secours, tout en identifiant le nombre de victimes potentielles et leur état. De ces informations découleront le nombre de véhicules de secours à envoyer et la présence ou non d'une équipe médicale.

• Si une victime est bloquée dans un véhicule il faudra également le mentionner pour que la régulation fasse partir un engin avec une équipe de désincarcération. Si vous n'êtes pas à l'aise sur l'ordre des informations à donner, répondez simplement aux questions que vous posera l'assistant de régulation ou le régulateur.

• Une fois l'alerte passée, il faut vérifier que les victimes ne présentent pas une détresse vitale : hémorragie, arrêt cardiaque, étouffement.

• Une règle à retenir est que « le vital l'emporte sur le lésionnel ». Si une victime doit être extraite du véhicule pour traiter une urgence vitale immédiate, il faut le faire.

CE QU'IL NE FAUT PAS FAIRE

• Cela s'inscrit dans la règle de se protéger soi-même avant toute intervention : il ne faut JAMAIS pénétrer dans un véhicule non stabilisé (qui présente le risque de se retourner ou de basculer dans un ravin par exemple), en flammes ou à risque d'explosion par exemple. Encore une fois, l'objectif n'est pas de doubler le nombre de victime en voulant secourir quelqu'un. Il ne faut donc pas se précipiter sur les victimes sans avoir sécurisé la route, au risque de se faire soi-même percuter.

• Si une victime ne présente pas de détresse vitale, il ne faut surtout pas la mobiliser soi-même en raison du risque de fracture et de lésion de la moelle épinière.

LE PIRE SCÉNARIO

Une maman va voir son bébé de quatre mois en pleine nuit. Il est sur le ventre et semble ne pas respirer. Elle réveille le père, paniquée, et appelle les secours.

Deux heures du matin

On tambourine à la porte de ma chambre de garde du Smur pédiatrique. Je me réveille en sursaut, mon cœur cognant contre ma poitrine. C'est la première fois qu'un médecin me réveille aussi violemment.

« Oui ? » Conscient de ne pas être aimable, j'essaye de calmer mon cœur qui bat toujours la chamade.

« On part en primaire pour arrêt cardiaque.

— OK, j'arrive. »

Un « primaire » est une intervention directement à domicile ou sur la voie publique, contrairement aux « secondaires » qui sont des transports d'hôpital à hôpital. Comprenant mieux la véhémence des coups sur ma porte, je saute de mon lit et me précipite sur mes vêtements. Je prends mon badge et mon gilet multipoches à la main, ouvre la porte à la volée et me précipite dans le couloir. Gaëtan m'attend, le visage inexpressif. On court dans le couloir.

« Quel âge ?

— Quatre mois.

— Tu penses à une mort inattendue du nourrisson ?

— Vu l'heure, c'est le scénario le plus probable… Tout dépend depuis combien de temps il était dans cet état lorsque la mère l'a découvert. »

On descend les escaliers à la volée. Franck, l'ambulancier, nous attend déjà dans l'ambulance, gyrophares allumés. On démarre en trombe, sirènes hurlantes.

J'annonce notre départ en radio. L'équipe du Smur adulte répond à mon message en disant qu'ils seront sûrement sur place après nous. Je regarde le GPS avec inquiétude : quatorze minutes. C'est long, trop long même. Heureusement, les pompiers doivent déjà être sur les lieux : les casernes sont bien plus nombreuses que les bases de Smur pédiatrique et mieux réparties sur le territoire.

L'angoisse s'installe

Personne ne décroche un mot pendant la totalité du trajet. Dans ma tête, j'essaye de calculer le poids de l'enfant et la dose d'adrénaline que je devrai préparer.

Même si j'ai vu beaucoup d'arrêts cardiaques en réanimation pédiatrique, je ne peux m'empêcher de constater que ma fréquence cardiaque reste plus élevée que la normale. Je pense que c'est parce que je n'ai jamais été confronté à un décès de bébé à domicile. Je secoue la tête, tentant de chasser ces pensées pessimistes : on n'a encore rien tenté que j'imagine déjà le pire ?

Lorsqu'on arrive à l'adresse indiquée, on voit immédiatement le camion de pompier. On se gare derrière lui, on prend les sacs, le scope, la valise de médicaments et on file.

« C'est au deuxième étage, appartement 14. »
Les pompiers ont mis le tapis en travers de la porte pour nous faciliter l'accès. On repère directement l'escalier et on grimpe au deuxième étage. Le « bip-bip » du scope des pompiers se fait entendre dès l'arrivée dans l'entrée de l'appartement. On suit le son et on arrive dans le salon. Le bébé est sur la table basse, un pompier réalisant le massage cardiaque à deux doigts. Sans un mot, on se répartit les rôles : Gaëtan se place à la tête pour intuber l'enfant, je prends la pochette de cathéter intra-osseux et Thierry prépare l'adrénaline.
Rassuré de voir que je ne tremble pas, je juge le gabarit de l'enfant et je prends une aiguille rose, la plus petite, que j'insère sur la mini-perceuse.
« On a une idée du poids ? »
Un des pompiers me répond :
« Il fait six kilos.
— Merci.
— On a un contexte particulier, des antécédents ? demande Gaëtan
— Rien de particulier, répond le chef d'agrès. C'est le troisième de la fratrie, aucun souci depuis la naissance. La mère l'a couché comme tous les soirs, et en se réveillant dans la nuit, elle est passée le voir et a appelé les secours car il ne respirait pas.
— Et ils ont commencé les gestes avant que vous arriviez ?
— La mère était en train de faire un massage cardiaque quand on est arrivés, oui. »
En positionnant la jambe du bébé je calcule la dose d'adrénaline à injecter. Je constate qu'il n'y a absolument pas de raideur cadavérique, l'enfant n'est donc pas en arrêt cardiaque depuis plusieurs heures. Il y a encore un espoir. Je désinfecte rapidement la zone située au-dessus du genou sur la cuisse. Puis j'enfonce l'aiguille, jusqu'à toucher le fémur. J'actionne

alors la perceuse, l'aiguille perçant l'os. Dès la perte de résistance, je stoppe la rotation, je désadapte la tête et retire le trocart métallique à l'intérieur de l'aiguille. Je raccorde ensuite une petite tubulure que j'ai préalablement purgée avec du sérum physiologique, j'injecte et je réalise une aspiration : de la moelle rouge remonte dans la tubulure, le cathéter intra-osseux est bien en place. D'un coup d'œil, je vois que Gaëtan tente d'intuber le bébé par le nez, et cela présente des difficultés. Thierry me tend la seringue d'adrénaline :

« Tiens, 1 mg dans 10 ml.

— Merci. »

Le bébé fait 6 kg, je dois lui injecter 0,01 mg/kg soit 0,6 ml de la seringue que m'a préparée l'ambulancier. Je saisis une seringue de 2 ml ainsi qu'un robinet pour réaliser le mini-montage permettant de transférer la seringue de Thierry dans une seringue plus précise. Puis j'injecte les 0,6 ml.

L'adrénaline

Ce médicament reproduit synthétiquement une molécule présente au sein de l'organisme. Lors d'un arrêt cardiaque, elle est utilisée pour venir stimuler les cellules du myocarde, le muscle cardiaque, dans l'objectif de lui faire reprendre une activité.

« Première dose d'adrénaline à 2 h 21.

— Tu veux que je te fasse un top à intervalle régulier ? me demande un pompier

— Non, t'inquiète, c'est gentil, j'ai ma montre. »

Un bruit dans le couloir me fait tourner la tête. Je reconnais avec surprise Hugo, mon collègue infirmier anesthésiste du Smur adulte. Je salue d'un signe de tête la médecin et l'ambulancier qui le suivent, affichant une expression la plus neutre possible, restant concentré sur la réanimation en cours. Je vois que Gaëtan s'y reprend à plusieurs fois, demande une autre sonde d'intubation. Habituellement, j'aurai proposé d'essayer à mon tour mais je sais d'expérience que ce médecin aura beaucoup de mal à passer la main. Je choisis l'entre-deux en émettant une suggestion :

« Tu ne veux pas passer la sonde par la bouche ? Ce n'est pas un nouveau-né, tu t'embêtes plus, là.

— On dirait qu'il y a un truc qui bloque au niveau de la trachée, je ne comprends pas. »

Il pousse un juron et manipule le laryngoscope. Je jette un œil à l'équipe du Smur adulte et je vois qu'ils n'osent pas partir en pleine réanimation. Voyant que ça fait déjà quatre minutes que j'ai injecté la première dose, je repousse 0,6 ml d'adrénaline dans le cathéter intra-osseux.

Gaëtan retente une nouvelle fois d'intuber, passant cette fois par la bouche. Les pompiers poursuivent le massage cardiaque, en continu puisqu'ils ne peuvent pas ventiler, le pédiatre mobilisant la place au niveau de la tête.

« OK, cette fois, normalement, je suis dedans. »

Il raccroche le Bavu à la sonde d'intubation et ventile le bébé. Le thorax se soulève légèrement. Gaëtan me tend le ballon pour pouvoir ausculter. Je réalise les insufflations en pressant doucement.

« La glycémie était à combien ?

— 6,5 mmol/l, répond Thierry, et la température à 35,9 °C.

— Bon courage… »

L'équipe du Smur adulte s'éclipse, ne pouvant rien faire de plus pour nous aider. Je comprends le malaise qu'ils ressentent, car travaillant moi-même dans les deux Smur, lorsqu'on arrive après l'équipe pédiatrique sur des cas ne nécessitant pas mille actions, on se sent très vite impuissant voire inutile.

Quand l'espoir s'amenuise

J'injecte une troisième dose d'adrénaline. Le bébé ne récupère toujours pas de fréquence cardiaque. On sait tous que chaque minute qui passe nous rapproche du moment où il faudra arrêter la réanimation. En effet, chez un nourrisson, la cause principale de l'arrêt cardiaque est l'hypoxie, le manque d'oxygène. Retrouvé sur le ventre, il s'est sans doute étouffé avec le matelas, incapable de se retourner tout seul.

Face à un arrêt cardiaque lié à un étouffement, c'est l'apport d'oxygène qui sera décisif pour relancer le cœur. Les cinq premières insufflations que l'on délivre à un enfant en arrêt cardiaque suffisent même parfois à le réanimer.

Notre réanimation dure depuis plus de quinze minutes et celle des pompiers dix de plus.

« On réinjecte une fois de l'adrénaline et on s'arrête si ça ne fait rien, d'accord ? » Je réponds d'un hochement de tête. Même si la décision est terrible à prendre, s'acharner ne sert à rien. On ne sait pas depuis combien de temps l'enfant est en arrêt cardiaque. Ce n'est pas de notre faute. Nous avons fait toutes les choses dans les temps et dans l'ordre. Je me rends compte que c'est la première phrase qui me vient à l'esprit comme si je ressentais le besoin de me justifier auprès de moi-même. Une manière de me protéger de la décision que nous étions sur le point de prendre.

Je finis par injecter la quatrième dose d'adrénaline. Un pompier a pris le relais sur les insufflations, qu'il délivre en continu, pendant que son collègue poursuit le massage cardiaque. Après deux minutes, on interrompt les compressions pour vérifier le pouls. Je place mes doigts au niveau du pli de l'aine gauche, Gaëtan fait de même à droite. On se regarde, et lentement, je pivote la tête de gauche à droite.

« On ne reprend pas le massage, c'est fini. »

Une longue plainte surgit du fond de la pièce. La mère, que je n'avais pas remarquée jusqu'à présent, s'effondre en pleurs. Gaëtan se lève et va lui parler. Pendant ce temps, je retire le cathéter intra-osseux du fémur du bébé, ainsi que la sonde d'intubation et les électrodes. Rapidement, le bébé ne porte presque plus de trace de notre intervention, seul son teint extrêmement pâle témoignant de son état. Je détourne le regard, me redressant lentement.

« Vous auriez un drap, les gars ? Il faut qu'on l'emmène à l'hôpital. »

En France, les petites victimes de mort inattendue du nourrisson sont transportées dans des urgences pédiatriques fléchées dans le département, pour que soient menés des examens et potentiellement une autopsie.

Un des plus jeunes pompiers me tend un drap, le regard dans le vide. Je ne peux m'empêcher de constater son jeune âge. La simple barre rouge sur son grade indique qu'il débute tout juste dans l'armée.

« Ça va ? C'est ton premier décès chez un enfant aussi jeune ? »

Il hoche la tête, le regard rivé vers le corps sans vie.

« Allez, mon gars, n'hésite pas à en parler à ta caserne si tu as besoin. »

Je lui tape l'épaule et je regarde son chef d'agrès qui me fait un petit mouvement de tête : il veillera sur le jeune soldat du feu. Avec Gaëtan, on jette un œil au berceau du bébé : beaucoup de peluches en tous genres à l'intérieur. Le pédiatre prend discrètement une photo du lit. Je vois que la mère prépare des affaires pour nous suivre : le père doit rester pour garder les deux autres enfants. M'empêchant de penser à ce que les parents vont devoir raconter au reste de la fratrie, j'aide les pompiers à emballer le petit corps pour le cacher des regards du voisinage lors du transfert vers l'ambulance.

« On y va ? je demande au médecin. Je vais prendre le bébé.
— Quand tu veux. »
Délicatement, je ferme le drap autour du nourrisson et je le soulève dans mes bras. Puis je suis les pompiers qui m'ouvrent la voie. En descendant l'escalier en colimaçon, faisant attention de pas trébucher, l'incongruité de la scène me frappe de plein fouet. Il est presque 3 heures du matin et je descends un escalier avec un bébé mort dans les bras. Jusqu'à maintenant j'ai contenu brillamment toute la tristesse que la situation m'inspire. Je fais un drôle de métier.

LES GESTES QUI SAUVENT

En France, il y a tous les ans entre 400 et 500 **nourrissons qui décèdent de manière inattendue**. La moitié des décès est causée par des malformations non détectées à la naissance, des accidents domestiques et des maladies. Mais l'autre moitié est causée par une non-observance par les parents des conseils sur le couchage des nourrissons.

CE QU'IL FAUT FAIRE

• Laisser le nourrisson dormir à plat dos, dans une turbulette adaptée à sa taille et à la saison.
• Ne pas lui mettre de collier d'ambre ou toute autre forme de bijou autour du cou.
• Lui laisser une seule peluche, de petite taille, non susceptible de l'étouffer pendant son sommeil.
• L'installer dans un lit à barreaux sans coussin, drap, couette, oreiller, tour de lit, matelas surajouté ou tout autre objet qui pourrait recouvrir, étouffer ou confiner l'enfant.

• Faire dormir l'enfant dans la chambre des parents jusqu'aux six mois, voire la première année de vie. La pièce ne doit pas être surchauffée (température comprise entre 18 et 20 °C).
• La tétine peut avoir un effet protecteur si elle est positionnée au moment de l'endormissement (et surtout pas fixée à l'enfant avec un risque important de strangulation).
• Si vous vous rendez compte que votre bébé a arrêté de respirer et qu'il est inconscient, il faut pratiquer un massage cardiaque après avoir réalisé cinq insufflations en bouche à bouche (voir p. 76). Le massage cardiaque du nourrisson est spécifique, il existe deux méthodes différentes. La première (et la meilleure) consiste à enserrer le thorax avec les deux mains, et d'utiliser les deux pouces pour réaliser les compressions thoraciques au milieu du sternum. La deuxième consiste à positionner deux doigts le long du sternum, là aussi au milieu, et à réaliser les compressions thoraciques ainsi.

CE QU'IL NE FAUT PAS FAIRE

Il ne faut jamais coucher un nourrisson ni sur le ventre ni sur le côté. Les recommandations officielles sont très claires. Avant un certain âge, il ne sera pas capable de se retourner et pourra s'étouffer contre le matelas.

UNE DOULEUR DANS LA POITRINE

François, 50 ans, a ressenti une vive douleur thoracique pendant son dîner. Il appelle les secours, pensant faire une crise cardiaque.

20 h 30, salle de pause du Smur adulte

Je mange avec enthousiasme un burger qui vient tout juste d'être livré à l'équipe de garde du Smur. Nous sommes tous dans la petite salle de pause, et les conversations se mélangent, entrecoupées de rires féminins et masculins. Nous essayons dès que possible de partager des moments de convivialité, quand la charge de travail nous le permet. Pour une fois, les trois équipes sont réunies, autour d'un même repas qu'on a commandé.

Les blagues fusent dans tous les sens, un ambulancier charrie l'infirmier anesthésiste de son camion, qui lui rend la pareille. Nous autres assistons à l'échange comme si nous étions à un match de tennis, nos yeux passant de l'un à l'autre au rythme des répliques, certains rajoutant leur grain de sel pour alimenter le débat.

Je me sens bien, détendu, à rigoler avec une équipe que j'apprécie particulièrement, dégustant de surcroît un excellent burger champignons-bacon.

Équipe 2, départ primaire ! Équipe 2, départ primaire !
La voix métallique résonne dans le haut-parleur du couloir. J'enfourne le restant du burger d'un coup dans ma bouche en émettant un son inintelligible de protestation. « Pour une fois qu'on peut tous se poser… » Prenant avec moi la barquette de frites, je quitte la pièce sous les rires : je manque de m'étouffer avec mon morceau de burger qui ne passe pas.
« Allez, l'équipe 2, on va sauver des vies, nous, on vous garde les fauteuils au chaud en mangeant le dessert ! »
C'est de bonne guerre, j'aurais été le premier à lancer des plaisanteries si l'une des autres équipes avait dû partir en intervention en plein repas. En mastiquant toujours mon morceau de burger qui ne se laisse pas faire, je traverse le garage accompagné de Pierre, l'ambulancier. Dans le bureau, je saisis la feuille de départ et je lis à voix haute au moment où Matthieu et Diane, le médecin et l'interne, arrivent dans la pièce :
« Douleur thoracique, ECG[11] modifié, tabagisme +++.
Première douleur thoracique de la nuit, c'est parti ! »
J'émets un petit rire : la douleur thoracique est un des motifs d'intervention les plus courants en Smur. La mention sur la feuille de départ que l'ECG est modifié indique que les pompiers sont déjà sur place, qu'ils ont réalisé l'examen et l'ont télétransmis à la régulation qui a observé la présence d'une anomalie, motivant l'envoi d'une équipe médicalisée.

11. ECG : électrocardiogramme, examen permettant de visualiser l'activité électrique cardiaque.

Ma barquette de frites à la main, je monte dans le camion pour m'asseoir entre l'ambulancier et le médecin. C'est un type d'intervention que l'on fait tellement régulièrement qu'il n'y a pas une once de stress dans l'atmosphère de l'ambulance. On met de la musique, on discute sur le trajet, on rigole. Je finis ma barquette de frites juste avant d'arriver sur les lieux de l'intervention.

En montant à l'arrière pour prendre les sacs, j'ouvre l'armoire à pharmacie et je mets dans mes poches les trois médicaments à administrer en cas de syndrome coronarien aigu. Ça m'évite de devoir refaire ensuite les sacs d'intervention et je les ai directement à disposition avec moi. C'est clairement plus par fainéantise que pour gagner du temps que je fais ça.

Je prends le sac rouge sur mon épaule et je saute en dehors de l'ambulance. Je sens le burger et les frites remuer dans mon estomac.

On arrive face à un portail menant sur le petit jardin devant le bâtiment où nous devons intervenir. Il est fermé et un cadran rétro-éclairé laisse apparaître un clavier pour taper un code.

« On a un code de porte sur la feuille d'intervention ? » je demande à l'interne, qui tient le papier dans ces mains.

Diane le parcourt des yeux, le retourne et fait non de la tête.

« Merde ! je vais appeler la régulation pour avoir l'info. »

Matthieu fait quelques pas sur le côté, portant le téléphone à son oreille.

Pendant ce temps, je jette un œil au portail : il n'est pas très haut… Une idée me traverse l'esprit et je tends le sac rouge à Pierre, qui me lance un regard interrogateur. Un sourire enfantin étire mes lèvres et je vois qu'il comprend ce que ça signifie.

« Tu ne vas pas… »

Une intervention acrobatique

Donnant une petite impulsion avec mes jambes, j'agrippe le haut du portail. En me servant de la poignée comme appui pour mon pied droit, je me hisse jusqu'au sommet du portail où je me perche comme un vautour. Arrivé en haut je vacille légèrement, rattrapé par mon vertige, et je réalise que je n'ai pas entrepris l'action la plus brillante de ma vie. Je me dis que des voisins sont peut-être à la fenêtre, et la vision que je leur offre doit être particulièrement ridicule. En faisant attention de ne pas glisser, je me laisse basculer de l'autre côté, fléchissant les genoux au moment de l'impact. Déséquilibré, je tente de me stabiliser par un pas de côté mais mon pied bute contre un petit rebord, et je m'étale dans un buisson, tête en avant. J'entends Pierre et Diane éclater de rire, et je me relève, tout penaud, des feuilles accrochées à mon pull blanc.

« J'ai le code, c'est 1874 ! »

Matthieu revient vers nous et remarque que je suis derrière le portail. Puis il jette un œil à Pierre et Diane dont le rire s'amplifie encore devant son air incrédule.

Je leur ouvre la porte de l'intérieur, donnant un petit coup de pied rageur au rebord fautif de ma chute.

Pierre et Diane ont les yeux brillants de larmes de rire lorsqu'on pénètre dans le bâtiment. On prend l'ascenseur jusqu'au sixième étage, et le chef d'agrès des pompiers nous accueille.

« Désolé, on n'avait pas le code du portail et notre IADE[12] n'est pas des plus brillants en escalade, donc on a mis un peu de temps. »

Je fusille Pierre du regard, qui affiche un sourire satisfait. M'efforçant de rester sérieux devant les pompiers, j'entre

12. IADE : infirmier anesthésiste diplômé d'État.

dans l'appartement pendant que le chef d'agrès commence ses transmissions.
« Un monsieur de 54 ans, tabagisme actif depuis vingt-cinq ans, suivi pour hypertension artérielle, qui présente aux alentours de 19 heures une douleur thoracique qu'il localise du côté gauche de la poitrine, irradiation dans le bras, il dit que ça le serre. Il n'a jamais eu de douleur comme celle-là. On a fait l'ECG, on l'a envoyé à notre régulation qui a vu une anomalie.
— Merci beaucoup, répond Matthieu. Bonsoir monsieur !
— Bonsoir ! » je répète avec Pierre, à l'unisson.
Dans le salon, une forte odeur de tabac froid flotte dans l'air. Je m'efforce de camoufler le dégoût que provoque chez moi cette odeur, et je m'avance vers l'homme qui est assis dans son canapé. Il est pâle et ses traits sont tirés par la douleur. Sa femme se tient à ses côtés, l'air inquiet. Avec Pierre, on enlève les câbles du scope des pompiers pour installer le nôtre et refaire un ECG que l'on pourra imprimer.
Matthieu regarde l'ECG sur l'écran des pompiers.
« Ouais, on a bien un sus-décalage en V4, V5 et V6.
— Je peux te laisser faire l'ECG ? je demande à Pierre. Je vais préparer la perfusion.

Électrocardiogramme et coronarographie

Un sus-décalage est un signe de l'ECG qui est typique du syndrome coronarien aigu. À partir du moment où on voit ce tracé, la marche à suivre et très claire : il faut perfuser le patient et lui injecter les médicaments avant de l'emmener rapidement en coronarographie.

La coronarographie est une technique d'imagerie médicale pour visualiser les artères coronaires. Elle consiste en l'insertion d'un petit guide depuis l'artère radiale jusqu'aux coronaires, avec injection de produit de contraste et utilisation de rayons X pour visualiser les artères bouchées ou partiellement obstruées.

— Je vais vous poser un petit cathéter, monsieur, pour vous injecter des médicaments.
— Qu'est-ce que j'ai, alors ? Je fais un infarctus ? »
Diane s'approche.
« Il y a des signes qui montrent qu'une de vos coronaires, les artères qui alimentent votre cœur, est peut-être bouchée. Est-ce que vous pouvez me décrire votre douleur et depuis combien de temps elle dure ?
— Elle dure depuis presque deux heures. J'ai l'impression que ça me serre dans la poitrine et ça va un peu dans le bras aussi.
— Vous faisiez quelque chose en particulier lorsque la douleur est survenue ?
— Non, non, j'étais assis, je ne faisais pas d'effort, ni rien.
— OK, je vous ausculte rapidement.
— Et moi, je vous pique, monsieur, ça va être rapide. »
Je passe une compresse imbibée de désinfectant sur le dos de sa main et j'insère un cathéter de calibre moyen : pas besoin de mettre une grosse voie veineuse pour ce type de prise en charge. Puis je fixe le cathéter et je branche ma perfusion avant de fixer le tout avec un pansement adhésif transparent.
— On ne bouge pas et on respire normalement, monsieur, je vous refais un enregistrement du cœur, dit Pierre après que Diane s'est écartée du patient.
— Aspirine, héparine et brilique ? je demande à l'interne.
— Oui, je vais chercher une place pour une coro. »

Les anticoagulants

Aspirine, héparine et brilique sont trois molécules utilisées dans ce type de cas. L'aspirine diminue l'agrégation des plaquettes entre elles et donc la formation de caillot, elle sera également donnée au long cours au patient pour éviter la survenue d'AVC ou d'un nouvel infarctus. L'héparine est un anticoagulant, visant là aussi à éviter la formation de thrombus, et le brilique est un deuxième anti-agrégant plaquettaire qui va venir s'associer avec l'aspirine.

Elle change de pièce pour passer son coup de fil, pendant que Matthieu remplit la feuille d'intervention. Laissant Pierre réaliser un deuxième enregistrement avec un placement différent des électrodes, je sors les médicaments de mes poches et j'ouvre la pochette du sac contenant les seringues. Rapidement, je prélève du sérum physiologique dans la poche de perfusion et je reconstitue l'aspirine. J'injecte la moitié de ma seringue au patient, puis je prépare l'héparine que j'injecte également. « C'est pour éviter que vos artères se bouchent plus d'ici l'examen que l'on va vous faire, j'explique au patient.
— C'est quoi, exactement, comme examen ?
— On vous fait une anesthésie locale au niveau du poignet puis on réalise une piqûre ici au niveau de l'artère. On glisse un guide, qui remonte jusqu'à votre cœur mais vous ne le sentirez absolument pas. Ensuite, on injecte un produit de contraste tout en réalisant une radio, ça permet de visualiser si une coronaire est bouchée. On pourra éventuellement vous mettre en place un stent, une sorte de petit ressort pour bien garder votre artère ouverte. Tenez, il faut laisser fondre ces deux comprimés sous la langue, ensuite vous pourrez boire un peu d'eau. »

Il prend les deux comprimés que je lui tends et les place sous sa langue. Sa femme est déjà partie lui chercher un verre d'eau et revient rapidement.
« Je pourrai l'accompagner ?
— Malheureusement non, madame, de toute façon vous ne pourrez pas rentrer dans la salle de coronarographie. Mais le médecin va prendre vos coordonnées pour que vous puissiez appeler et le rejoindre quand l'examen sera terminé. »
Je me retourne vers le patient.
« Là, actuellement, votre douleur s'élève à combien entre 0 et 10 ? 0, vous n'avez pas mal du tout et 10, c'est une douleur insupportable.
— Je dirais 5.
— OK, vous avez pris quelque chose pour la douleur ?
— Non, rien du tout
— Je vous mets du paracétamol en intraveineux, et si vous avez encore mal, je vous ferai un peu de morphine, d'accord ?
— D'accord, merci beaucoup. »
Pierre me tend une perfusion de paracétamol et je la branche à la place du sérum physiologique. Matthieu demande aux pompiers :
« Vous avez votre chaise pour descendre le monsieur, les gars ?
— Oui, elle est juste là.
— On peut commencer à l'installer en attendant de savoir où on va. »
Les pompiers s'exécutent, plaçant un drap sur la chaise avant de l'approcher du patient.
« Monsieur, vous ne faites aucun effort, d'accord ? C'est nous qui vous portons sur la chaise. »
Le patient me regarde et acquiesce. Je ferme la molette de la perfusion, j'enroule la tubulure autour de la poche pour éviter qu'elle se coince lors du transfert et je pose le tout sur

les genoux du patient. Je place la lanière du scope sur mon épaule et je fais signe aux pompiers qui attendent mon feu vert pour transférer le patient.

Encore une chance

Quelques minutes plus tard, Diane revient dans la pièce au moment où l'on boucle la ceinture de sécurité au niveau de l'abdomen du patient.

« On va en coro à la Pitié ! Ils nous attendent directement là-bas. »

On range les différents sacs et on entame la descente. Je prends l'ascenseur avec un autre pompier et le patient, l'espace restreint ne permettant pas à d'autres personnes de monter avec nous. Pierre est parti quelques minutes plus tôt pour préparer le brancard de l'ambulance. On le rejoint rapidement. En passant devant le portail, je jette un coup d'œil au buisson légèrement écrasé et je ne peux m'empêcher de sourire en me remémorant ma chute.

On installe le patient sur le brancard, on lui place les sangles de sécurité et on actionne le brancard électrique pour le rentrer à l'intérieur de l'ambulance.

« Comment est la douleur, monsieur ? »

Pierre vient de fermer les portes, je suis seul avec le patient. Diane et Matthieu discutent avec sa femme et les pompiers.

« J'ai l'impression d'avoir plus mal qu'avant. »

Un rictus de douleur déforme son visage et il se force à expirer lentement. Diane monte à ce moment-là pour me rejoindre.

« Il a encore mal, je lui fais un peu de morphine, ça te va ?

— Oui, bien sûr. »

J'ouvre le coffre de stupéfiants de l'ambulance et je saisis une petite ampoule de morphine. Je prépare une seringue et je m'approche du patient.

« Vous pesez combien, monsieur, à peu près ?
— Je dirais 90 kg, un truc comme ça.
— Très bien. »
Je lui injecte une première dose de morphine.
« C'est bon pour vous, derrière ? »
Je vois la tête de Pierre apparaître par la petite fenêtre qui communique entre la cellule arrière et l'avant du véhicule.
« Yes, c'est tout bon ! »
Je m'installe sur le siège devant celui de Diane et je boucle ma ceinture. Puis je jette un œil sur le scope, les caractéristiques typiques du syndrome coronarien aigu s'affichant à chaque battement du cœur du patient. L'ambulance se met en mouvement, filant vers la table de coronarographie.

Le patient s'en sortira sans séquelle. Sa coronaire droite sera débouchée, et un stent sera posé : il a appelé assez tôt pour que le muscle cardiaque ne se détériore pas.

LES GESTES QUI SAUVENT

Derrière toutes les douleurs thoraciques que l'on recense aux urgences se cachent 10 % de **syndromes coronariens aigus**. L'hypertension, le surpoids, le tabagisme, l'hypercholestérolémie, le diabète, sont des facteurs de risque de déclencher un syndrome coronarien aigu. Mais d'autres choses peuvent se camoufler derrière la douleur thoracique, comme la dissection aortique par exemple : le déchirement de la plus grosse artère du corps humain. Il est donc primordial de demander un avis médical.

CE QU'IL FAUT FAIRE

Devant une douleur thoracique d'apparition brutale, avec sensation de constriction, c'est-à-dire de serrement en étau, de brûlure, qui ne passe pas au bout de quelques minutes, il convient d'appeler le 15 pour demander un avis. Le médecin posera différentes questions pour permettre d'affiner le type de douleur que ressent la personne qui appelle et d'évaluer s'il faut envoyer ou non une équipe de pompier pour réaliser un ECG. Il peut également exister des douleurs un peu atypiques, notamment chez la femme : douleur aiguë au niveau de l'ombilic par exemple, pouvant donner la sensation d'une douleur gastrique.

CE QU'IL NE FAUT PAS FAIRE

- Il ne faut pas que la personne qui souffre de douleur thoracique se rende seule aux urgences, en raison d'un risque de malaise sur le trajet.
- De plus, il peut être préférable d'appeler le 15 avant de se déplacer pour que la régulation puisse orienter la personne vers l'hôpital le plus adapté (si le médecin ne décide pas d'envoyer directement des pompiers). En effet, tous les hôpitaux ne sont pas équipés de coronarographie et dans certains cas, il peut être préférable d'être directement dans un établissement doté de ce type de spécialité. Ne laissez pas la personne avec une douleur thoracique aller se coucher sans avoir demandé d'avis au 15.

UNE NAISSANCE À HAUT RISQUE

Ce couple habitant dans un squat a appris quelques jours plus tôt qu'il attendait une fille. Le terme n'est que dans neuf semaines et pourtant… tout ne va pas se passer comme prévu.

22 heures, salle de garde du Smur pédiatrique

La sonnerie du fax retentit, me faisant sursauter. Le calme plat règne sur les locaux depuis que j'ai pris ma garde, et j'étais occupé à déchiffrer un article en anglais particulièrement indigeste.

Dans le même temps, une sonnerie de téléphone résonne dans la pièce d'à côté. « Ça, c'est une intervention à domicile. » Au Smur pédiatrique, il n'y a pas d'appel général, les locaux n'étant pas situés au même endroit que la régulation, à la différence du Smur adulte.

J'entends Thierry, l'ambulancier, qui décroche le téléphone. Fermant ma session sur l'ordinateur, je me lève et le rejoins dans la pièce dotée d'une télévision. Il raccroche et se lève.

« Accouchement à domicile, femme enceinte à 32 SA[13] à peu près. »
Mon cœur rate un battement : 32 semaines d'âge gestationnel, c'est de la grande prématurité.

Les degrés de prématurité

En dessous de 28 semaines d'aménorrhée, on parle d'extrême prématurité (moins de 1 % des naissances), en dessous de 33, de grande prématurité (1,5 % des naissances) et en dessous de 37, de prématurité (8 % des naissances).

Un accouchement très dangereux

Je me suis déjà occupé de prématurés de 24 semaines mais jamais à domicile. Pour me rassurer, je me dis que c'est la même chose, que seul l'environnement change. Saisissant en passant la pochette contenant les stupéfiants, je me dirige vers le camion avec Thierry. Gaëtan, le pédiatre, nous rejoint en trottinant, son bureau étant situé dans un autre bâtiment que la salle de garde.
Annonçant notre départ en radio, je suis surpris d'entendre que c'est une équipe de notre Smur adulte qui part avec nous. En Smur pédiatrique, nous intervenons sur deux départements différents, notre zone géographique d'action étant bien plus importante que les équipes de Smur adulte. Compte tenu de notre lieu d'intervention, je m'étais attendu à entendre un autre Smur prendre le départ avec nous.
« Bon ben, j'espère que la mère ira bien car on va arriver avant eux », dit Thierry en regardant son GPS.

13. « SA » signifie semaine d'aménorrhée.

Nous sommes à moins de dix minutes du lieu de l'intervention. Je suis content que ce soient mes collègues d'adulte qui nous rejoignent, c'est toujours agréable de faire des interventions entre nous.
Rapidement, on arrive à l'adresse indiquée par la régulation et on s'équipe en prenant en plus le kit accouchement au cas où les pompiers aient besoin de matériel supplémentaire. C'est l'un d'entre eux qui nous attend devant un petit portail rouillé. Derrière lui, un jardin est laissé à l'abandon, les herbes folles envahissant le moindre centimètre carré de l'espace.
« Elle a accouché, il est vraiment petit.
— Et ça va, il respire, etc. ?
— A priori oui, venez, je vais vous conduire. Attention où vous marchez. »
On traverse l'herbe du jardin qui nous arrive presque à la taille. On se penche pour passer l'embrasure d'une porte qui émet un grincement lugubre quand on la pousse, sans opposer de résistance. On pénètre alors dans un sous-sol sombre, avec des rideaux qui semblent pendre du plafond à plusieurs endroits. Le sol est en terre battue. Un frisson me parcourt l'échine, sans que je puisse en déterminer l'origine précise.
On passe derrière plusieurs rideaux jusqu'à parvenir au pied d'un escalier rudimentaire, fait à partir de planches en contreplaqué. Prudemment, nous montons les marches une à une, notre poids faisant ployer largement le bois sous nos pieds.
Nous finissons par débarquer dans une pièce de vie très petite, avec un matelas deux places posé à même le sol et des affaires qui montent jusqu'au plafond, témoignant de conditions de vie des plus précaires. Et au milieu de toutes ces affaires, allongée sur le lit, une jeune femme blonde tenant dans ses bras un tout petit être dépassant à peine du sac en plastique dans lequel il est emballé.

« Elle a accouché devant nous, raconte le chef d'agrès des pompiers. On a clampé le cordon et on l'a réchauffée. La petite a pleuré tout de suite, on n'a pas réussi à lui prendre de saturation car elle est trop petite, mais elle semble bien colorée.
— Merci beaucoup, les gars, vous avez bien géré, répond Gaëtan. Et la maman, vous avez des infos sur la grossesse, les antécédents, elle a saigné ? »
Je me mets à genoux et je souris à la mère qui semble partagée entre la joie et la peur.
« Elle a été vue il y a une semaine pour douleur abdominale, et c'est là qu'ils ont fait l'échographie qui a permis de révéler la grossesse. Elle était estimée à 31 semaines à ce moment-là et depuis, plus rien. Pas de saignement particulier mais elle n'a pas encore délivré[14].
— Je peux la prendre ? » je demande à la mère, en tendant les bras.
La jeune femme me répond d'un signe de tête et me tend la petite. Délicatement, je la saisis et je l'allonge sur le matelas. Les pompiers ont fait les choses dans les règles de l'art : un petit (énorme) bonnet a été placé sur la tête du nouveau-né, le reste de son corps emballé dans un sac en plastique, pour conserver la chaleur et l'humidité. Le clamp du cordon ombilical apparaît à travers le plastique, pendant sur le côté. Un enfant prématuré se refroidit extrêmement vite en raison de l'immaturité de son système de thermorégulation.
Gaëtan me rejoint et on examine la petite. Elle ne présente pas de signes de lutte respiratoire, elle est bien rose et bouge ses quatre petits membres.

14. La délivrance correspond à l'expulsion du placenta.

« Je l'emmène directement dans le camion pour la mettre dans la couveuse et on lui fait les différents examens directement là-bas ? » je propose au médecin.
La taille de la pièce et l'insalubrité ambiante me poussent à extraire rapidement la petite pour la mettre en sécurité et au chaud dans la couveuse l'ambulance.
Gaëtan approuve et continue de poser des questions à la maman tout en commençant à l'examiner, en attendant l'équipe du Smur adulte. Il la rassure en lui disant qu'elle sera conduite certainement dans le même hôpital que sa fille.

Petit poids

Je pose la petite sur une petite couverture, que je referme autour d'elle, faisant attention de ne pas plier ses membres minuscules. Puis, avec mille précautions, je me redresse sur mes jambes : la nouveau-née est d'une extrême légèreté, « elle fait moins de 2 kg », me dis-je intérieurement.
« Est-ce que quelqu'un peut passer devant moi ? je demande aux pompiers. Je n'ai pas confiance avec l'escalier.
— Tu m'étonnes ! »
L'un d'eux sort son portable pour m'éclairer le chemin. Prudemment, en regardant où je pose mes pieds, l'un après l'autre, je sors de la pièce. Arrivé au niveau de l'escalier, je marque un temps de pause. Une vision horrible me traverse l'esprit : une des marches cède sous mon poids et je tombe en avant avec la nouveau-née dans mes bras. Je déglutis, chassant cette pensée affreuse et je descends prudemment les marches, sans encombre. Protégeant le bébé avec mes bras, je soulève les différents rideaux jusqu'à enfin atteindre l'extérieur. L'équipe du Smur adulte est en train de se garer derrière nous. Sans perdre mon temps car il fait beaucoup trop froid pour la petite, je les salue avec un sourire et je rentre dans mon

ambulance. Thierry m'y attend : il a préparé le petit cocon et le lange pour caler la petite dans l'incubateur. Délicatement, je la glisse à l'intérieur de la cage de plexiglas, à l'intérieur de laquelle la température est beaucoup plus élevée.
Puis mon collègue descend pour aller chercher le reste du matériel. Resté seul auprès de la nouveau-née, je branche les différents éléments de surveillance. Je ressens un soulagement quand je vois le « 99 % » s'afficher pour la saturation en oxygène. Son cœur bat à 130, ce qui est très rassurant aussi. Je réalise un prélèvement capillaire au niveau du pied, de façon à recueillir une petite goutte de sang. La petite se met à crier vigoureusement, protestant. Je réalise une glycémie[15] : 0,6 g/l, elle est normale (pour la première heure de vie). Puis je sors l'appareil portatif d'analyse sanguine que nous avons dans le Smur et je lance une analyse des gaz du sang.

En attendant que Thierry revienne, je prépare de quoi poser un cathéter intraveineux : même si la nouveau-née va bien, elle n'en reste pas moins grandement prématurée, et la prudence s'impose. Gaëtan me rejoint et réexamine la petite, puis regarde les résultats des gaz du sang.
« Bon, rien de particulier mais il faut quand même qu'elle aille au minimum dans des soins intensifs de néonatologie.
— C'est fou, elle s'en sort vraiment bien pour son terme.
— Oui, parfois on voit des nouveau-nés dans des états beaucoup plus graves dans des maternités, et là, à domicile… c'est une chance. Tu lui poses le cathéter et on roule ? J'appelle le régul'. N'oublie pas de lui faire la vitamine K aussi.
— Pas de souci. »

15. Taux de sucre dans le sang.

Il sort et claque la porte latérale de l'ambulance. Thierry rentre à ce moment-là par l'arrière, et je vois l'équipe de Smur adulte arriver avec la mère. Je croise le regard de mon collègue infirmier anesthésiste qui suit à l'arrière du petit convoi.
« Elle va comment ? je lui demande.
— Elle saigne un peu et sa tension n'est pas top, la délivrance n'a pas encore eu lieu donc on va la transporter vite en maternité. »
Il parle doucement, veillant à ce que la patiente ne l'entende pas.
« Vous allez au même endroit que nous, non ? je lui demande.
— La doc est au téléphone avec la régulation mais en toute logique oui, la maternité la plus proche est un niveau 3, donc ça paraît le plus adapté pour les deux. »
Une maternité de niveau 3 est un établissement possédant en plus du service de maternité, une réanimation adulte et une réanimation néonatale.
« Pas sûr que la petite ait besoin d'aller en réanimation néonatale mais j'espère qu'ils auront une place aux soins intensifs. On se tient au jus !
— Ouep, tu as besoin d'un coup de main ?
— Non, c'est tout bon, j'attends juste… Ah ! bah, le voilà. »
Thierry monte dans le camion, accroche le sac d'intervention et vient se placer de l'autre côté de la couveuse pour m'aider à perfuser. Mon collègue me salue et rentre dans son ambulance.
Je me lave soigneusement les mains et j'enlève la partie supérieure de la couveuse pour accéder à la nouveau-née, qui ferme les yeux. Délicatement, je saisis sa main gauche minuscule et je commence à chercher une veine. Pas besoin de mettre de garrot, une pression de l'autre main suffit à faire gonfler les veines qui restent malgré tout aussi fines que des cheveux. Prenant mon temps, je finis par choisir une veine sur le dos

de la main gauche. Je désinfecte la zone et j'expire lentement pour ne pas trembler. Puis je rentre millimètre par millimètre sous la peau translucide, guettant la petite goutte de sang au bout de mon cathéter qui sera le signe que je suis dans la veine. Malgré le tout petit poids de la nouveau-née, je suis content que Thierry ait posé un doigt sur son coude pour l'empêcher de bouger : elle hurle à pleins poumons et tente de se dégager le bras. Mais très vite, je vois la petite goutte perler au bout du dispositif : j'arrête donc d'enfoncer l'aiguille et je saisis le petit bout de plastique avec mon autre main pour le faire glisser dans la veine. Puis je retire l'aiguille, Thierry m'aide à fixer le tout, et nous emballons la petite main dans une bande, de sorte que le plastique ne blesse pas la nouveau-née et que cette dernière ne le retire pas dans un geste brusque.
Voyant qu'elle pleure toujours, j'attrape une petite fiole de glucose et je verse une goutte dans sa bouche. Presque instantanément, elle arrête de pleurer et se met à téter dans le vide. À cet âge, le sucre a un effet analgésique très puissant.
Gaëtan ouvre la porte latérale du camion :
« C'est tout bon ? On peut y aller, les adultes nous suivent, on va au même endroit. »
Il laisse Thierry descendre et vient s'asseoir sur un des sièges. Je recouvre l'incubateur d'une protection pour diminuer la luminosité et je réduis l'éclairage de la cellule arrière. Je meurs de chaud : on élève volontairement la température ambiante car l'incubateur met du temps à chauffer.
Pendant les quinze minutes du trajet, nous surveillons étroitement les paramètres vitaux de la nouveau-née, qui resteront parfaitement stables.

Un dénouement heureux

Une demi-heure plus tard…

« Un kilo quatre cents !

— Ah ! oui, encore moins que ce que je pensais. »

On est dans la salle dédiée à la réanimation des nouveau-nés de la maternité, et l'auxiliaire de puériculture vient de déposer la petite, totalement nue, sur la balance.

« Elle se débrouille vraiment bien, effectivement les soins intensifs suffiront largement pour elle. »

La médecin du service s'écarte pour prévenir les infirmières de l'entrée imminente. Mon collègue infirmier anesthésiste passe la tête par la porte :

« Au fait, la maman va très bien, et elle vient de nous dire que son prénom est Klara.

— Merci pour l'info ! Bon courage pour la garde. »

« Bienvenue Klara », je fixe la petite en souriant, toujours émerveillé de voir une nouveau-née avec plus de neuf semaines d'avance se débrouiller aussi bien.

LES GESTES QUI SAUVENT

Ce type d'accouchement représente un risque d'hypothermie ou d'hypoglycémie pour le nouveau-né, mais également un risque important de retard dans les gestes à effectuer en cas de détresse. La mère peut quant à elle présenter une hémorragie du post-partum, qui nécessitera des gestes qui ne pourront être pratiqués à domicile. Mais il arrive parfois que l'accouchement soit tellement rapide que la femme enceinte n'a pas le temps d'être transportée à l'hôpital. Il est donc important, pour l'entourage, de connaître les gestes de base.

CE QU'IL FAUT FAIRE

• La première chose sera toujours d'appeler les secours si vous ne pouvez pas vous déplacer à la maternité ou si vous avez le moindre doute. Ce sont eux qui vous conseilleront sur la démarche à suivre en fonction de la fréquence et l'intensité des contractions, de la rupture ou non de la poche des eaux, de la distance avec l'hôpital le plus proche, le terme, etc.

• Il faut réchauffer la pièce, à 24 °C dans l'idéal. Préparer également des serviettes propres, si possible les réchauffer également. Pour la suite, il n'y a pas de gestes spécifiques à effectuer : bien évidemment, accompagner la femme enceinte en rythmant la respiration et en la rassurant le plus possible.

• Une fois que le nouveau-né est sorti, il ne faut jamais tirer sur le cordon ombilical. Si ce dernier est coincé autour du cou du nouveau-né, il faut le libérer doucement, sans réaliser de traction. Il faudra ensuite l'accueillir dans la serviette tiède, le sécher entièrement en lui frottant doucement le dos pour stimuler les centres respiratoires, puis l'allonger dans une deuxième serviette, sèche. Le cordon devra être clampé à 10 cm du nouveau-né avec un clamp prévu à cet effet.

CE QU'IL NE FAUT PAS FAIRE

• Ne jamais décider seul, sans l'avis de professionnels de santé (sage-femme, gynécologue) d'accoucher à domicile. Bien que ça ne soit pas interdit en France, parlez-en toujours à la personne qui suit votre grossesse avant de prendre cette décision.

• Il ne faut jamais couper le cordon en l'absence de clamps prévus à cet effet.

DÉTRESSE RESPIRATOIRE ET INSECTES

Treizième étage d'une grande tour en banlieue, Jacques, 70 ans, présente une détresse respiratoire et appelle les secours. Les pompiers nous sollicitent en renfort, dans un appartement… aux nombreux occupants.

22 heures, salle de garde Smur adulte

Je pose un as sur la table avec un petit sourire en coin, en regardant mon collègue qui doit jouer à son tour, le visage de marbre. Très lentement, il sort une carte de son jeu et la pose : c'est également un as.

J'éclate de rire en me tournant vers l'ambulancier qui doit à présent piocher quatre cartes, sauf s'il pose à son tour un as. Mon rire se transforme en cri d'effroi quand je le vois poser pas un mais deux as, bientôt couvert par les ricanements de mes collègues. Dépité que l'action se soit retournée contre moi, je pioche une à une mes huit cartes en tentant de conserver un semblant de dignité.

Le « huit américain » est le jeu de cartes phare de notre salle de garde, source de nombreux paris et défis inter-professionnels. Chacun joue comme s'il représentait son corps de métier dans son entièreté.

Équipe 1, départ primaire ! Équipe 1, départ primaire !
Ravi d'avoir une très bonne excuse pour abandonner cette partie qui était perdue d'avance, je jette mes cartes sur la table, déclenchant les protestations des deux ambulanciers qui comptaient bien finir rapidement la partie.
« Sorry, les gars, le devoir m'appelle… »
Avec un sourire narquois, je prends mon manteau et je quitte la pièce.
« Détresse respiratoire, 70 ans. »
Je lis à voix haute la feuille de départ, entouré d'Hugo, l'ambulancier, Sarah, l'étudiante en médecine, et Marion, la médecin.
« Ce sont les pompiers qui nous demandent ?
— "Saturation à 80 % sous 15 l/min", ouais, c'est eux !
— OK, on n'a pas beaucoup d'infos… »
On se dirige vers le camion et on part rapidement. Lorsqu'on arrive à l'adresse indiquée sur la feuille de départ, une haute tour se dresse devant nous.
« On a un étage ? » je demande à l'étudiante en médecine qui a pris la feuille avec elle à l'arrière du camion. Je prends le sac bleu de ventilation et je le mets sur mon épaule.
« Onzième étage !
— J'espère qu'il y a un ascenseur… »
Même si l'intervention est urgente, on ne montera qu'en dernier recours par les escaliers. Le matériel que l'on porte est lourd et il est totalement contreproductif d'arriver essoufflés dans l'appartement des patients.

Hugo claque la porte de l'ambulance et on avance jusqu'à l'entrée de l'immeuble, impressionnés par le côté austère des lieux. On sait qu'on se trouve dans une grande cité qui fait régulièrement parler d'elle pour ses faits divers plus ou moins sanglants. Malgré notre habitude compte tenu de nos secteurs d'intervention, il y a toujours cette atmosphère pesante dans ce genre de lieu, même si absolument rien ne semble menaçant autour de nous.
J'appuie sur le bouton de l'ascenseur qui émet une tonalité lugubre.
« Toutes les interventions que j'ai faites en haut de tours comme celle-là… »
Je regarde Marion, interrogateur, attendant qu'elle termine sa phrase. Voyant que je la regarde, elle continue :
« Bah, c'étaient souvent des interventions hardcore.
— Ben moi, c'étaient toujours des apparts bien sales avec des bêtes de partout.
— Aaaaaaah ! mais ne dis pas ça, moi, les bêtes je ne peux pas ! » Je ne peux pas m'empêcher de rire devant l'expression horrifiée de Sarah.

L'ascenseur s'ouvre dans un grincement strident.
« Bon, on arrête de parler de ça, ça va nous porter la poisse, dit Marion en montant dans l'ascenseur
— Imagine, le patient n'est pas bien du tout et en plus il y a des bêtes de partout…
— Arrête ça ! »
Sarah me tape sur l'épaule pendant qu'Hugo éclate de rire. Essayant de reprendre notre sérieux avant d'entrer dans l'appartement, on laisse le silence s'installer, ponctué par les claquements des mécaniques de l'ascenseur. Puis il finit par s'immobiliser au onzième étage après une violente secousse.

L'étage donnant sur quatre appartements est sombre, faiblement éclairé par une lumière blafarde. Un carrelage blanc, sale, recouvre la surface du sol. En plissant les yeux, on distingue une porte entrouverte. On se dirige vers cet appartement, et le bruit des voix ainsi que le « bip-bip » du scope des pompiers nous confirment qu'on est au bon endroit.

Une intervention en milieu hostile

Marion passe devant moi et ouvre la porte, laissant apparaître un couloir sombre, donnant sur un salon dans lequel on peut apercevoir les trois pompiers, le patient assis sur une chaise avec un masque d'oxygène et sa femme qui se tient debout près de lui. Une forte odeur de tabac et de moisi flotte dans l'air ambiant et je m'arrête net en constatant que la moquette qui recouvre le sol a été arrachée à de nombreux endroits, révélant le béton brut sur de larges surfaces.

« Faites attention, c'est infesté. »

La phrase prononcée par le pompier suffit à me faire faire volte-face, et je me retrouve face à Hugo qui me montre un cafard mort sur un tableau accroché au mur, recouvert de poussière. Sarah réprime un petit cri et recule de plusieurs mètres pour sortir de l'appartement.

« OK, on sort les sacs, on ne rentre rien dans le logement et on enlève nos manteaux. »

Tout en prononçant ces mots, je me dépêche de ressortir de l'appartement, posant le sac bleu à distance de l'entrée, ainsi que mon manteau. Remontant mes manches, je rentre à nouveau dans le logement en enfilant une paire de gants, prudent, mon cœur tambourinant dans ma poitrine. Je ne supporte pas les insectes sur les interventions. Un peu honteux, je me rends compte en voyant Marion ausculter le patient que je l'ai laissée

rentrer seule dans l'appartement. Les pompiers affichent une mine sombre, résignée.
« Bonsoir monsieur, salut les gars !
— Bonne idée de sortir les sacs… Nous, on s'en est rendu compte trop tard, ils doivent être infestés.
— Infestés par quoi ? » je demande, réprimant un frisson de dégoût.
Sans répondre, le pompier fait un mouvement du menton, désignant la robe de chambre du patient.
Incapable de me contrôler, je fais un pas de recul. Le vêtement grouille de puces de lit. Une multitude de pensées différentes me traversent l'esprit : une révulsion terrible face à cette scène, l'envie de fuir mais également une profonde tristesse de voir qu'à notre époque des personnes sont encore contraintes de vivre dans une telle insalubrité.

M'obligeant à fixer le patient dans les yeux, j'essaye d'évaluer comment il respire. Il n'a pas de sueurs mais présente une fréquence respiratoire plus élevée que la normale et son ventre se soulève à l'inspiration.
« Il lui faut un aérosol, me dit Marion en rangeant son stéthoscope dans la poche.
— On peut le mobiliser, tu penses ? Faudrait absolument qu'on le sorte de l'appartement.
— Oui, bien sûr, on va faire ça. »
Je m'empresse de tourner les talons, ravi de pouvoir fuir de cet espace infesté, sombre et nauséabond. Juste avant de quitter la pièce, mon regard s'attarde sur le tapis : des dizaines de petits points très rapides se déplacent.
Réfrénant un réflexe nauséeux, je quitte la pièce sans plus attendre.
À l'extérieur, je retrouve Sarah, pâle comme un fantôme.
« Ça va ? je lui demande.

— Ce n'est pas possible, je suis désolée mais je ne supporte pas ça.
— T'inquiète, moi non plus, on va sortir le patient.
— Tu en as une sur toi ! »
Bondissant sur place, je m'empresse de donner un coup sur mon pantalon blanc, à l'endroit désigné par Sarah. Une puce de lit tombe au sol. Je l'écrase du bout de ma chaussure de sécurité, dessinant une tache rouge sur le sol. Hugo éclate de rire : vu son visage détendu, il est beaucoup moins effrayé que nous par les insectes.
Après un rapide check-up mutuel de nos vêtements, avec Sarah, j'ouvre le sac bleu et je prends le kit contenant un masque aérosol et les médicaments. Les pompiers arrivent avec le patient au niveau de l'entrée lorsque j'ai fini de remplir le masque du liquide à nébuliser.
« Monsieur, dit Marion, on va vous enlever votre robe de chambre et vous mettre un drap car il y a des insectes sur vous, je suis désolé. »

Surmonter sa peur

En suivant le regard du médecin, je constate qu'une vingtaine d'insectes grouillent sur le tissu. Ravi de l'initiative de la médecin, j'aide les pompiers à déshabiller le patient qui s'excuse plusieurs fois. La honte qui se lit sur son visage me provoque un pincement au cœur. M'efforçant de ne pas montrer le dégoût que je ressens, je m'applique à afficher un masque neutre sur mon visage, tout en écrasant consciencieusement chaque puce qui tombe au sol. Une fois que le patient est en sous-vêtements et que les pompiers l'ont recouvert d'un drap pour préserver son intimité, on recule la chaise des pompiers à distance de l'appartement et des cadavres d'insectes qui jonchent le sol. On entend le claquement de la porte :

sa femme n'a pas attendu de savoir où on l'emmenait pour refermer leur logement.
« Vous êtes suivi pour une maladie respiratoire, monsieur ? demande la médecin.
— Non, non, je n'ai pas de problème respiratoire.
— Vous fumez ?
— Oui.
— Combien de cigarettes par jour ?
— Une vingtaine, je dirais.
— Depuis combien de temps ?
— Oh ! quarante ans, au moins !
— Je vois. »
Je lui place le masque sur le visage et je le relie à la bouteille d'oxygène des pompiers. Pendant les premières minutes de l'aérosol, on s'applique à écraser chaque puce que l'on aperçoit, sur les sacs, les vêtements des pompiers, et même à l'intérieur du portefeuille du patient.
Au bout d'une petite dizaine de minutes, Marion et Sarah réexaminent le patient. Je vois que Sarah se tient le plus loin possible du patient, toujours aussi pâle que la mort.
« Bon, je descends les sacs, moi, déjà, dit Hugo.
— Yes, laisse-moi juste la pochette d'aérosols, et si tu peux les checker complètement avant de les mettre dans le camion… pour être sûr qu'on n'en ramène pas.
— Oui, oui, t'inquiète, je vais les nettoyer complètement avec des lingettes pour être certain qu'il n'en reste pas.
— Tu es sûr que tu ne veux pas nous attendre pour ça ?
— Non, non, t'inquiète ! »
Et sans plus attendre, il rentre avec les sacs dans l'ascenseur.
« On va devoir décontaminer complètement le camion, c'est évident qu'on en a sur ou dans les sacs… »

Le chef d'agrès donne un coup de pied dans le cadavre d'une puce, l'air écœuré. Honteusement, je me rends compte que je croise les doigts pour que le patient n'ait pas besoin d'être transporté par notre équipe. À partir du moment où il sera passé dans notre ambulance, on sera nous aussi condamnés à la désinfecter de fond en comble. On ne peut pas prendre de risque, avec les punaises de lit : l'immeuble entier du Samu a été infecté il y a quelques mois à cause d'une situation similaire. Et jusqu'à maintenant, toutes les précautions que nous avons prises nous permettent d'échapper à la désinfection : les sacs n'ont pas touché le sol de l'appartement ni les vêtements du patient.

Regardant autour de moi, je prends conscience de la scène qui se déroule actuellement : si un voisin sortait de chez lui, il verrait six personnes entourant un monsieur en slip sous un drap, assis sur une chaise avec un aérosol sur le visage.

« Bon, je pense que vous allez pouvoir l'emmener de votre côté, dit Marion en enlevant le stéthoscope de ses oreilles. Je pense que ce monsieur a une BPCO non suivie et qu'il fait une exacerbation. L'aérosol lui a fait du bien, ça siffle beaucoup moins à l'auscultation. Mais il faut qu'il aille aux urgences pour un bilan complet.

La BPCO

La broncho-pneumopathie chronique obstructive se caractérise par la présence de symptômes respiratoires chroniques (toux, expectoration, essoufflement d'effort, infections respiratoires répétées) et d'une obstruction bronchique permanente persistante. Le tabagisme est la cause la plus fréquente de la survenue de cette pathologie respiratoire chronique mais… d'autres étiologies sont possibles.

— Très bien, répond le chef d'agrès d'un ton résigné. De toute façon, c'est mieux que de mettre deux équipes indisponibles, nous, de toute façon, on ne va pas couper à la désinfection.
— Désolé… »
On les laisse emprunter l'ascenseur minuscule, attendant qu'ils nous le renvoient. Sarah continue de vérifier fébrilement ses vêtements.

Arrivés au pied de l'immeuble, on remarque que les pompiers sont en train d'enfiler de grandes combinaisons blanches, leur donnant l'aspect de membres de la police scientifique. Incapable de déterminer si le chef d'agrès serait capable de rire de la situation, je garde pour moi la blague qui me brûle les lèvres et je me contente de leur adresse un signe de tête solidaire.
Devant le camion, on vérifie chaque centimètre carré de nos vêtements. Je me rends compte que j'ai une punaise de lit vivante sous ma chaussure, ce qui nous conduit à prendre encore plus de précautions.
« Douche obligatoire en arrivant », dit Marion en détachant ses cheveux pour s'assurer qu'aucun insecte ne s'est caché dans sa chevelure.
J'acquiesce en me grattant inconsciemment, frissonnant à l'idée d'en ramener dans ma chambre de garde.
Une heure plus tard, je me déshabille dans la salle de bains de ma chambre pour aller me doucher. Je réprime un hurlement d'horreur en découvrant une punaise sur mon bras droit.

LES GESTES QUI SAUVENT

La broncho-pneumopathie chronique obstructive est une maladie respiratoire chronique très fréquente puisqu'elle touche entre 5 et 10 % de la population, soit au moins 3 millions de personnes. Elle peut être causée par le tabagisme (dans la grande majorité des cas) mais peut survenir également en cas d'exposition professionnelle à une matière toxique (comme l'amiante) ou à la pollution atmosphérique et domestique (comme les fumées de chauffage). Un contexte socio-économique défavorable peut aussi favoriser l'apparition de cette maladie.

La BPCO se développe petit à petit et peut passer totalement inaperçue. Une infection respiratoire, une décompensation d'une autre pathologie ou un facteur extérieur peuvent venir déséquilibrer la maladie et provoquer une détresse respiratoire, qui peut être une urgence vitale selon la sévérité. Peu importe l'origine, une détresse respiratoire doit donc être identifiée rapidement.

Si un de vos proches ou vous-même présentez une détresse respiratoire, l'important est donc de l'identifier, d'alerter et de secourir avec les moyens que vous avez sur place.

CE QU'IL FAUT FAIRE

• Repérer des signes de gravité : incapacité de dire plus de quelques mots, lèvres et/ou doigts violacés, bruit audible lors de la respiration, troubles de la conscience, sueurs, fréquence respiratoire élevée ou apnées, côtes qui se creusent à l'inspiration, etc.

• Il faut alors alerter le 15 et installer la personne en position demi-assise, ou la position dans laquelle elle est la plus

confortable. Il faudra, après l'appel au Samu, rassurer la personne (une détresse respiratoire est très angoissante).
• Si la personne a des aérosols à domicile (type bronchodilatateur, Bricanyl et Atrovent), vous pouvez lui en mettre un en place.

CE QU'IL NE FAUT PAS FAIRE

• Il ne faut pas allonger une personne qui présente une détresse respiratoire, car la position allongée majorera la détresse.
• Il ne faut pas non plus la laisser seule, ni lui faire faire d'effort physique.
• Il ne faut donner ni à boire ni à manger.

UNE BRÛLURE IMPRESSIONNANTE

Une casserole d'eau chauffe sur la plaque de cuisson, un moment d'inattention des parents, et c'est le drame : l'enfant de dix-huit mois attrape la poignée et se renverse le liquide brûlant sur lui.

19 heures, base du Smur pédiatrique

Je ferme le sac d'intervention après avoir vérifié son contenu. Au début de chaque garde, le rituel consiste à inspecter la totalité du camion, à tester les différents dispositifs électroniques et à vérifier la présence du matériel essentiel. Cela permet également de se rafraîchir la mémoire, surtout lorsqu'on n'est pas venu au Smur pédiatrique depuis un moment, ce qui est mon cas après un mois et demi passé au Smur adulte. Le matériel est très varié en pédiatrie et on ne peut pas se permettre de perdre du temps en le cherchant dans les multiples poches des sacs sur les lieux de l'intervention.

J'ouvre la mallette de médicaments et je la balaye du regard, vérifiant que la totalité des ampoules sont bien présentes.
« On a un primaire ! » Mon collègue Thierry, ambulancier, passe la tête par la porte latérale de l'ambulance.
« Tu rigoles ? je lui demande, persuadé qu'il s'agit encore d'une de ses blagues habituelles.
— Non, non, une brûlure grave chez un enfant de dix-huit mois, on est déclenchés d'office.
— Ah, merde ! La localisation est précisée ? On a le degré de la brûlure ?
— Thorax, apparemment ; ils précisent la présence de cloques mais c'est tout.
— Bon, a priori, du deuxième degré au minimum », je repose la mallette de médicaments et je regarde la couveuse présente sur le brancard.
« Autant changer maintenant, non ? On est quasi sûrs de devoir le transporter.
— Oh ! non, attends, entre les infos qu'on a et ce qu'on trouve finalement sur les lieux…
— Comme tu veux, oui, on le fera tout à l'heure. »
Dans les camions pédiatriques il existe deux types de supports pour transporter les enfants : une couveuse, pour les nouveau-nés ou les prématurés, et un mini-brancard avec un matelas pouvant devenir rigide pour accueillir les enfants plus grands.
Je saute du camion et je claque la porte latérale. Puis je retourne rapidement dans les locaux pour prendre la pochette contenant les stupéfiants, c'est sûr que j'en aurai besoin pour la prise en charge de la douleur, et je retourne vers le camion. Tristan, le pédiatre, a déjà pris place sur le siège du milieu. Je grimpe dans l'ambulance et je ferme la porte.
« Apparemment, c'est joue, cou et thorax, me précise-t-il.

— Ah… ! donc potentiellement intubation ?
— À voir, je me méfie toujours des premières infos, il n'y a pas encore eu de bilan pompier. »
Thierry s'engage sur la route, sirènes hurlantes.
« Ça te dit qu'on fasse du fentanyl en intra-nasal s'il est douloureux ? je propose, en regardant Tristan. Comme ça, après, on lui pose un cathéter, éventuellement sous Meopa.

Le traitement de la douleur

Le fentanyl est un puissant morphinique, pouvant être administré par voie intranasale. L'intérieur du nez étant extrêmement vascularisé, les molécules de fentanyl traversent facilement les muqueuses et pénètrent dans le sang. Le Meopa, protoxyde d'azote aussi appelé « gaz hilarant », permet de dévier l'attention de l'enfant pendant un geste douloureux. La kétamine, un autre médicament couramment utilisé dans la prise en charge de la douleur du brûlé, permet de diminuer les besoins en morphiniques (comme le fentanyl) qui peuvent provoquer des effets secondaires importants.

— Oui, carrément, on fait ça. C'est un gamma[16] par kilo, le fentanyl en intra-nasal, de mémoire.
— Oui c'est ça !
— Bon, théoriquement, le refroidissement aura déjà été fait si les pompiers arrivent avant nous », fait remarquer Thierry, tout en se frayant un chemin sur l'autoroute bondée à cette heure de la journée.
« Sauf si c'est vraiment une brûlure grave.
— Ah ! oui, exact. »

16. Les gammas correspondent aux microgrammes.

On change de sujet, abordant les interventions de la garde précédente. On finit par se présenter devant l'adresse de l'intervention et on voit le camion du Smur adulte qui termine lui aussi de se garer. Le médecin, l'étudiante en médecine et l'infirmier anesthésiste sont déjà en train de rentrer dans l'immeuble et ils nous adressent un bref salut avant de disparaître de notre champ de vision.

Prenant le scope pédiatrique et la mallette de médicaments, je laisse le sac à Thierry. En passant sur le côté de l'ambulance, j'ouvre un placard et j'attrape la bouteille contenant le gaz hilarant. Je salue mon collègue ambulancier de l'autre équipe qui nous attend devant le petit jardin de la résidence et il se joint à nous pour rentrer dans l'immeuble.

« Deuxième étage, allez, on se le fait à pied, on n'a pas d'excuses ! »

Souriant, j'ouvre la porte menant sur les escaliers et je commence à grimper. Arrivés au deuxième étage, on entre dans un petit appartement et les bruits nous conduisent jusqu'à la chambre du fond.

Une seconde d'inattention

Une femme est assise sur une chaise, portant dans ses bras un enfant qui paraît un peu plus vieux que l'âge annoncé. La pièce, minuscule et seulement éclairée par une sorte de barre de led, ne permet pas d'apercevoir l'étendue des brûlures de l'enfant.

Les pompiers sortent de la pièce pour nous faire de la place :

« On vient tout juste d'arriver, dit le chef d'agrès en passant près de nous, donc à part brancher le scope, on n'a pas fait grand-chose.

— Pas de souci, merci beaucoup ! »

Le médecin du Smur adulte et l'étudiante en médecine, Sarah, sont positionnés au fond de la pièce et tentent d'examiner l'enfant. Mon collège IADE, Baptiste, me serre la main en passant.
— Bon, tu me dis si tu as besoin, en attendant je vais tenir la lampe, hein. »
Et il saisit la lampe à la manière d'un sabre laser, ce qui provoque chez moi un petit rire.
« Bonsoir, madame, on est l'équipe du Smur pédiatrique, je dis à la mère en me tournant vers elle. Qu'est-ce qui s'est passé pour qu'il se brûle comme ça ? Racontez-moi. »
Pour l'instant l'enfant ne pleure pas et reste collé contre sa mère, camouflant son torse et donc les brûlures. Les courbes des signes vitaux de l'enfant sur le scope des pompiers sont rassurantes : sa tension artérielle est parfaite et sa fréquence cardiaque est normale. Il ne semble pas non plus avoir de difficulté pour respirer.
« J'ai mis de l'eau à chauffer sur la gazinière, j'étais avec lui dans une autre pièce. J'étais occupée à ranger, je n'ai pas vu qu'il quittait la pièce, et la minute d'après il s'était fait tomber la casserole sur lui… »
Sa voix tremble légèrement, trahissant la culpabilité qu'elle ressent.
« Ça arrive, madame, malheureusement… Il faudrait qu'on l'examine, vous pouvez le tourner pour le mettre dos contre vous ? Doucement. »

Un très mauvais réflexe

Lentement, la mère pivote l'enfant, qui se met à hurler à pleins poumons. Je laisse échapper un sifflement entre mes dents : la peau du torse est totalement décollée et de grosses cloques se dessinent sur le ventre et sur la joue gauche. Heureusement,

les yeux ne semblent pas touchés et le cou non plus. Mais un détail me saute soudain aux yeux : une mince pellicule blanche recouvre la peau de l'enfant, formant des plaques. Incapable d'en déterminer l'origine, j'ouvre la bouche pour poser la question à la mère mais Tristan me devance :
« Vous lui avez étalé du dentifrice, madame ?
— Oui.
— Bon, il ne faut pas faire ça, c'est inefficace, voire dangereux. Il faut refroidir les brûlures avec de l'eau pendant vingt minutes. Mais ce n'est pas grave, on va passer à l'étape d'après. »

Quand je suis remis de ma surprise – c'est la première fois que je vois des personnes étaler du dentifrice sur une brûlure –, je pivote vers la mallette pour sortir le petit kit d'injection en intra-nasal. L'enfant pleure toujours et il va falloir le déplacer pour l'emmener à l'hôpital.
Baptiste m'éclaire avec la barre de led et je saisis dans ma poche la pochette de stupéfiants pour en extraire la petite ampoule de fentanyl. Tristan est occupé à calculer la surface de peau brûlée de l'enfant : notre prise en charge et notre destination dépendront de l'étendue de la brûlure. Il n'y a pas de surface brûlée au troisième degré, seulement du deuxième et du premier degré, sur le visage. Le premier degré correspond à un surface rouge sans cloque, comme un coup de soleil ; le deuxième degré correspond à l'apparition de cloques (appelées « phlyctènes »), et le troisième degré, à une zone nécrosée, noire ; le troisième degré, le plus grave, peut être faussement rassurant car il n'est plus douloureux : les nerfs sont brûlés. Une brûlure est considérée comme grave chez l'enfant lorsque le deuxième degré dépasse les 10 % de la surface corporelle ou 3 % pour du troisième degré. Les brûlures du visage et

du cou, des mains, du périnée, circulaires ou associées à des inhalations de fumées sont considérées comme graves d'emblée chez l'enfant.

« Vous avez une idée de son poids, madame ?

— Quinze kilos à peu près.

— C'est comment, son prénom ?

— Ibrahim. »

Après avoir cassé l'ampoule, j'aspire la quantité correspondant à quinze microgrammes et je me dirige vers l'enfant.

« Madame, je vais mettre un anti-douleur dans le nez d'Ibrahim, pour le soulager. Ensuite, on lui posera une perfusion pour lui mettre d'autres médicaments, mais là pour l'instant on va commencer par ça. »

Elle hoche la tête pour me montrer qu'elle a compris. Sachant qu'il me faudra être rapide car l'enfant n'appréciera pas, je prends mon temps pour m'accroupir et j'appuie l'embout sur son nez. Puis, rapidement, j'injecte le produit.

Comme je l'avais prévu, Ibrahim se met à hurler de plus belle, secouant la tête. Je remplis à nouveau ma seringue d'air et je réinjecte son contenu dans sa narine pour être sûr d'avoir vidé la totalité du produit.

Ibrahim pleure encore une minute puis finit par se calmer : le médicament fait effet.

« Bon, c'est nous qui allons le transporter, j'appelle la réanimation "grands brûlés" vu qu'on est à 11 % de surface brûlée, voir s'ils ont de la place et s'ils sont OK pour qu'on l'amène chez eux », dit Tristan en nous regardant. Puis, portant le téléphone à son oreille il se tourne vers la mère : « On va l'emmener à l'hôpital, madame.

— Ah bon, c'est obligé ? »

Je reste décontenancé devant la question de la mère, qui ne semble pas réaliser la gravité des brûlures d'Ibrahim.

« Ah ! oui, madame, il a plus de 10 % de la surface de son corps qui a été brûlée par l'eau. Il n'est pas en danger mais il faut absolument le soigner et prendre en charge ses brûlures. »
La dame hoche la tête.
« Ça te va si on le perfuse dans le camion ? je demande. On profite de l'effet du fentanyl pour le transporter et on le perfuse sous Meopa ensuite. »
Tristan me fait un signe de la main, le pouce en l'air, déjà en ligne avec la réanimation des grands brûlés.
« Si tu veux, je vais te préparer ta perfusion et tout le reste, propose gentiment Baptiste.
— Ah ! bah, écoute, avec grand plaisir, si ça ne te dérange pas.
— Aucun souci ! »
Baptiste quitte la pièce, suivi par Sarah et le médecin de son équipe.
« Il faudrait emballer la brûlure, je peux vous prendre un champ stérile, les gars ? », je demande en me tournant vers les pompiers.
L'un d'entre eux s'avance à nouveau dans la pièce et me sort de la métalline, un grand pansement adapté pour les brûlures. Il m'aide à le placer autour de l'enfant, qui se remet à pleurer. Dès qu'on termine en serrant légèrement les liens, il se calme à nouveau et se laisse aller contre la poitrine de sa mère.
Lentement, cette dernière se relève et un pompier saisit le scope, toujours relié à l'enfant via la petite pince pour mesurer la saturation en oxygène de son sang. Ibrahim ne bronche pas, signe que le fentanyl fait toujours effet.

Le petit cortège se dirige vers l'entrée de l'appartement, nous obligeant à nous mettre en file indienne pour passer le couloir exigu. Un pompier passe devant la mère dans les escaliers,

pour s'assurer qu'elle ne tombe pas en avant. On parvient finalement dans le hall de l'immeuble, sans encombre.
On presse le pas pour ne pas s'attarder dehors : avec une surface brûlée aussi importante, l'enfant est très à risque de se refroidir rapidement. Lorsqu'on parvient au niveau de la porte latérale de notre ambulance, je sens le souffle chaud provenant de l'intérieur : Thierry a anticipé et a allumé le moteur pour chauffer l'intérieur du véhicule. J'aperçois également Baptiste, occupé à remplir une grosse seringue avec le contenu d'une poche à perfusion.
Avec Thierry, on installe Ibrahim dans le matelas à dépression qui a remplacé la couveuse : l'enfant se remet à pleurer.
« On a une place en réanimation, me dit Tristan en passant une tête à l'arrière de l'ambulance.
— OK, je le perfuse et je lui fais un remplissage de Ringer ?

Le remplissage vasculaire

Le Ringer et le sérum physiologique sont deux solutés utilisés pour faire du remplissage vasculaire. La perte de la barrière cutanée par la brûlure entraîne une perte d'eau importante : il faut donc hydrater les personnes brûlées, en intraveineux.

— Oui, mais il faut couper avec une solution de glucose à 5 % de mémoire.
— Ah bon ? »
Je me creuse la tête, incapable de me rappeler cette partie du protocole. Puis je réalise qu'il s'agit de mon premier brûlé grave aussi jeune.
« Oui, il faut faire un tiers de G5 % et deux tiers de Ringer.
— Ah ! d'accord, je ne savais pas du tout !

— Je te prépare ça, t'inquiète », me dit Baptiste en sortant une poche de G5 %.
Je sors d'un tiroir le matériel pour perfuser l'enfant. Hésitant entre deux tailles de cathéter, je finis par prendre les deux avec moi. Je pose les compresses, le garrot, le pansement et les cathéters à proximité de l'enfant. Pendant ce temps, Thierry a monté le masque pour le gaz hilarant. Voyant que je suis prêt de mon côté, il applique doucement le masque sur le visage d'Ibrahim après avoir ouvert la bouteille : instantanément, l'enfant se met à pleurer. Attendant patiemment que le gaz fasse son effet, j'ouvre le cathéter de plus petite taille, le pansement et le paquet de compresses que j'imbibe de désinfectant. Quand les pleurs d'Ibrahim se calment, je mets en place mon garrot : l'enfant ne proteste pas, signe que le gaz fait son effet. Je pique le revers de sa main gauche et quelques minutes plus tard le cathéter est en place, fixé et protégé par une bande auto-adhésive pour éviter que l'enfant ne l'arrache. Dès que c'est terminé, Thierry coupe le gaz : ce dernier peut provoquer des vomissements, et combiné à l'utilisation du morphinique le risque est encore plus important.
Baptiste me tend les seringues que je place dans des pousse-seringues électriques.
« Du coup, on part sur 10 millilitres par kilogramme puis une hydratation classique ou c'est pas du tout ça ? je demande à Tristan qui remonte à ce moment dans le camion.
— Non, comme il n'a pas de retentissement au niveau de la tension, du coup j'ai calculé, ça fait 75 millilitres par heure, avec la fameuse répartition deux tiers Ringer, un tiers G5 %.
— Ça marche. »
Je sors mon portable pour faire le calcul et je rentre les débits sur les appareils électroniques.

« Bon, je pense qu'on m'attend, dit Baptiste en voyant le médecin de son équipe venir jeter un œil dans l'ambulance. Tu as besoin d'un autre truc ?
— Non, non, ne t'inquiète pas, c'est déjà super sympa d'être resté ! Bon courage pour la garde.
— Avec plaisir ! Bon courage à toi aussi. »
Il jette les différents emballages et sort de l'ambulance. Je fais un signe de la main aux autres membres de son équipe ainsi qu'aux pompiers. Puis je ferme la porte latérale.
« Venez, madame, vous allez pouvoir vous asseoir ici. »
Je lui déplie le siège situé de l'autre côté du brancard.
« On lui fait un peu de kétamine ? me demande Tristan.
— Tu penses ? Je ne sais pas, je le trouve pas super douloureux, là.
— Oui, mais tu sais, à dose anti-hyperalgésique, on fait les choses jusqu'au bout comme ça. »
La kétamine est une molécule pouvant éviter un effet paradoxal des morphiniques : à haute dose, ces derniers peuvent accentuer la douleur plutôt que de la diminuer.
Je m'empresse donc de préparer le médicament pour ne pas retarder notre départ. Je l'injecte lentement puis je purge la tubulure. La mère lui met entre les mains une tablette, sur laquelle je reconnais le dessin animé *Peppa Pig*. Amusé à la vue de ce dessin animé dont je connaissais plusieurs chansons par cœur après mon expérience aux urgences pédiatriques, je constate qu'Ibrahim est totalement absorbé par les images qui défilent devant ses yeux. Comme quoi, la distraction reste un des plus puissants anti-douleur.
Une demi-heure plus tard, on se présente au service de réanimation pédiatrique des grands brûlés. L'enfant sortira au bout de quelques jours de l'hôpital et ne gardera aucune séquelle par la suite, bien que l'absence de refroidissement et la présence de dentifrice aient ralenti la cicatrisation.

LES GESTES QUI SAUVENT

Chaque année en France, 400 000 personnes sont victimes de **brûlures** et 10 000 sont hospitalisées. Au sein des patients hospitalisés, on retrouve 30 % d'enfants âgés de moins de 5 ans : les jeunes enfants sont donc particulièrement exposés au risque de brûlure. Parmi les causes de la brûlure, un liquide chaud est présent dans plus de la moitié des cas. De multiples précautions doivent être prises pour éviter la survenue de brûlures :

- ne jamais laisser le manche d'une poêle ou d'une casserole à portée d'un enfant ;
- ne pas laisser de marchepied ou tabouret devant des plaques de cuisson ;
- privilégier l'achat d'un four à porte froide ;
- ne jamais laisser un récipient contenant de l'eau chaude à portée d'un enfant, sur une table basse par exemple.

Mais malgré toutes les précautions que vous pouvez prendre, un accident peut toujours arriver, et alors il faut connaître les gestes de secours à appliquer en cas de brûlure.

CE QU'IL FAUT FAIRE

- Il faut toujours commencer par éloigner votre enfant de la source chaude, pour stopper l'action de la brûlure.
- Il faut également ôter tous les vêtements en contact avec la surface brûlée. Si jamais le vêtement est collé à la peau, il ne faut pas tirer et le laisser en place.
- Ensuite, il faut faire ruisseler de l'eau à 20 degrés, pendant 20 minutes à 20 centimètres de distance de la brûlure.
- Pendant ce temps, vous pouvez appeler le 15 pour demander un avis : ils décideront alors de vous envoyer

ou non une équipe de secours (pompiers et éventuellement Smur si la brûlure est grave).

• Après avoir refroidi la brûlure, vous pouvez appliquer un pansement stérile si vous en avez. Il faut ensuite réchauffer votre enfant : l'objectif est de refroidir la zone brûlée et non votre enfant dans sa globalité. Dans certains cas de brûlures très étendues, le Samu vous demandera de ne pas poursuivre le refroidissement avec l'eau.

CE QU'IL NE FAUT PAS FAIRE

• Il ne faut jamais étaler quelque chose sur les brûlures : beurre, dentifrice, Biafine… sont à proscrire.
• Il ne faut pas non plus baigner votre enfant : ce dernier va se refroidir de façon trop importante.
• Il ne faut pas percer les cloques qui pourraient se former.
• Il ne faut rien mettre d'autre qu'un pansement stérile en contact avec la zone brûlée.

LA COURSE CONTRE LA MONTRE

Le fils d'un homme de 54 ans appelle le Samu : son père est dans le coma. Une course contre la montre va s'engager dès notre arrivée sur place, c'est un accident vasculaire cérébral.

22 h 30, base du Smur adulte

Je me lave les mains dans le grand lavabo de la réserve de matériel. L'odeur de fumée est omniprésente bien que nous soyons loin, à présent, de l'incendie sur lequel nous venons d'intervenir.

Poussant un soupir de fatigue, je retourne vers mon vestiaire dans l'optique de me passer un coup de déodorant. C'est ma troisième garde d'affilée et les deux précédentes ont été très agitées : quatre interventions par nuit, des longues prises en charge à chaque fois. Et la troisième garde a débuté directement sur les chapeaux de roues : à peine arrivé, j'entends la voix de l'assistant de régulation médicale résonner dans la base du Smur pour nous déclencher sur un incendie de pavillon.

Mais je sais déjà que le calme ne va pas durer : nous sommes la seule équipe à être rentrée à la base, donc les prochains à être déclenchés en cas de besoin. Dans le vestiaire, je croise Aurélien, l'ambulancier, qui affiche le même air fatigué. Lui n'en est qu'à sa deuxième nuit, mais il n'a quasiment pas pu redormir avant de revenir travailler.

« Combien de temps avant qu'on reparte, à ton avis ? je lui demande.

— Oh ! arrête, tu vas nous porter la poisse, c'est bon, je sens qu'on ne va pas nous lâcher de la nuit.

— Mais non, moi, je suis sûr que... »

Équipe 2, vous avez un départ primaire ! Équipe 2, départ primaire !

Aurélien me fusille du regard et je pousse un juron.

« Tu vois, je t'avais dit, tu aurais dû la fermer !

— Ah ! t'inquiète, je suis aussi dégoûté que toi, je n'ai pas mangé non plus. »

Je me dirige vers le garage puis le local où se trouve l'imprimante. Aurélien me rattrape quand j'ai fini de lire l'ordre de mission : à mon air dépité, son visage s'assombrit.

« Oh ! non, ne me dis pas...

— C'est de la neuro, un coma Glasgow 3.

— Rah... »

Un coma particulièrement inquiétant

L'échelle de Glasgow permet d'évaluer le niveau de conscience : une personne en parfaite santé a un score de 15, et 3 est le score le plus bas. En région parisienne, la gestion des patients présentant des affections neurologiques peut s'avérer complexe et surtout très chronophage. Cinq hôpitaux se partagent les gardes de neurochirurgie, nous obligeant parfois à traverser Paris pour aller au bloc opératoire. Mais avant de savoir si le patient relève de la neurochirurgie, il faut réaliser des imageries (souvent à proximité de notre lieu d'intervention), puis les envoyer, attendre les discussions entre les chirurgiens et neurologues… le tout pouvant souvent amener à des prises en charge de plusieurs heures. Ce qui explique la réaction vive d'Aurélien à l'annonce du motif d'intervention. La deuxième porte de la pièce s'ouvre, laissant apparaître Élisa, la médecin de notre équipe.

« Apparemment, il convulse, dit-elle d'emblée en voyant la feuille dans nos mains.

— Ah ! c'est un épileptique connu ?

— Non pas du tout, justement, et c'est un bilan complémentaire, il ne convulsait pas quand les pompiers sont arrivés.

— Ça marche. »

On se dirige vers le camion. Juste avant de monter dans la cellule avant, j'appuie sur un bouton, et la porte du garage s'ouvre vers le haut.

« Ma bonté me perdra, je lance à Aurélien.

— Pour une fois que tu fais un truc utile… »

On part, sirènes hurlantes, après avoir annoncé notre départ en radio. Bien que le lieu de l'intervention ne soit pas tout proche, le trajet passe en un éclair. Aurélien conduit vite à travers les rues qui sont moins chargées à cette heure de la journée. On rigole, on écoute de la musique : je suis content de pouvoir travailler avec cette équipe cette nuit.

On finit par apercevoir le camion des pompiers et on se gare juste derrière. On prend rapidement les deux sacs d'intervention, le scope, et on se dirige vers le bâtiment. Il est 22 h 46. Les pompiers ont laissé le tapis au travers de la porte, de sorte que nous n'avons aucun mal à parvenir au niveau de l'ascenseur.

« Deuxième étage », dit Aurélien en regardant la feuille d'intervention.
J'appuie sur le bouton, et rapidement, on se retrouve au bon étage : comme souvent, le bruit du scope des pompiers nous oriente vers le bon appartement.
Les trois barrettes rouges sur l'uniforme du militaire qui nous accueille indiquent qu'il s'agit d'un caporal-chef et qu'il doit être le chef d'agrès de l'équipe de pompiers.
« Homme de 54 ans, suivi pour insuffisance hépatique et rénale, dialysé, également diabétique, qui a été retrouvé par son fils car il ne répondait pas au téléphone. Il le retrouve dans le coma, Glasgow 3, et il s'est mis à convulser pendant deux minutes devant nous.
— Là, il ne convulse plus ? demande Élisa.
— Non, ça s'est arrêté spontanément.
— OK, merci beaucoup. »
On s'avance dans le couloir et on arrive dans une chambre étroite, sale, dans laquelle flotte une forte odeur de tabac froid. Un vieux matelas une place, sans drap, est posé au sol et dessus gît un homme. Ses yeux sont fixés sur la gauche, dans le vide, il a les poignets recroquevillés et les jambes arquées. Le fils est dans un coin de la pièce, accompagné d'une autre personne et se tord nerveusement les mains.
« Je l'ai retrouvé comme ça, dit-il d'une voix hachée. Faites quelque chose, s'il vous plaît. »
Tout s'enchaîne alors très vite, si vite que le temps semble ralentir. Je regarde les constantes qui s'affichent sur le scope des pompiers, une hypertension artérielle, une tachycardie, une saturation en oxygène normale mais je constate la présence d'un masque à oxygène, mis en place par les pompiers, sûrement pendant les convulsions. Je croise le regard d'Élisa et on se comprend sans se parler : la victime a visiblement une

hémorragie intracrânienne, il faut faire très vite compte tenu du tableau clinique qui se profile devant nous.
« Je le perfuse, et on l'extrait, ça te va ? je lui demande.
— Oui, oui, *let's go* ! » me répond-elle en réalisant son examen neurologique.
Aurélien a déjà commencé à me sortir la pochette contenant le nécessaire pour perfuser. Sans s'échanger un mot, on se coordonne de manière précise, et en moins d'une minute la perfusion est en place.
« Il risque de reconvulser, me dit Élisa en reposant la jambe gauche du patient.
— Je vais chercher le matelas coquille, si ça vous va ? » demande Aurélien.
Le matelas coquille permet de transporter les patients allongés. Lors d'une souffrance cérébrale, il faut conserver le décubitus dorsal (la position à plat dos) de manière stricte pour ne pas majorer les lésions. En chassant l'air à l'intérieur du matelas à l'aide d'une pompe, ce dernier devient rigide et permet de bien maintenir le patient.
« Et si vous êtes OK, moi, je vais préparer de quoi l'intuber, je propose, autant à Élisa qu'aux pompiers et Aurélien, qui devront alors brancarder[17] sans moi.
— Pas de souci, comme ça, on va au plus vite. Moi, j'appelle la régulation pour qu'on trouve une place », dit la médecin.
Je prends le sac rouge sur mon épaule, le scope, et je suis Aurélien qui a déjà saisi le deuxième sac d'intervention. Ensemble, on descend rapidement par les escaliers. Il est 22 h 54 lorsqu'on arrive au niveau de l'ambulance. Nous n'échangeons pas un mot, concentrés sur nos tâches respectives. J'ouvre les tiroirs pour préparer le matériel d'intubation

17. Mobiliser le patient.

pendant qu'Aurélien décroche le matelas, le pose sur le brancard et le sort de l'ambulance. Puis il part au pied du bâtiment, laissant le brancard à l'extérieur pour que les pompiers et lui puissent poser directement le matelas avec le patient en sortant.

J'allume le respirateur et j'entreprends de brancher les différents tuyaux, qui iront jusqu'au patient. Ensuite, je vérifie l'aspiration, qui doit être fonctionnelle et à portée de main lors des intubations, en cas de vomissements ou de sécrétions gênant la vision de la personne qui intube. Puis je sors la caisse d'intubation et je sélectionne une sonde de sept et demi, adaptée à la morphologie du patient. Je sors le laryngoscope ainsi qu'une lame de trois que je pose sur la paillasse de l'ambulance. Le laryngoscope et la lame permettent de « s'exposer » afin de visualiser les cordes vocales et la trachée du patient pour y glisser la sonde d'intubation. Je sors également du scotch pour fixer la sonde et une seringue avec laquelle je teste le ballonnet de la sonde d'intubation. Le ballonnet est placé après les cordes vocales et permet de protéger les voies aériennes.

Ensuite, je sors le Bavu au bout duquel je raccorde un capteur de CO_2 expiré, puis un masque adulte. Le CO_2 expiré permettra de déterminer que l'on est bien dans la trachée et non dans l'œsophage. Je raccorde le Bavu au manomètre d'oxygène puis je le suspends sur le côté, de sorte qu'il soit facilement atteignable.

J'ouvre ensuite la pharmacie dans laquelle je prends trois ampoules : deux pour l'hypnotique qui va permettre de provoquer le sommeil du patient au moment de la phase dite « d'induction » (juste avant l'intubation), et une ampoule d'un autre hypnotique pour entretenir la sédation. Je remplis une seringue de 20 ml et une seringue de 50 ml, que j'étiquette grâce à du scotch sur lequel j'inscris au stylo le nom de la molécule. Du frigo, je sors une toute petite ampoule que je dilue dans du sérum physiologique : c'est le curare, qui permettra de causer une relaxation musculaire complète du patient, nécessaire pour l'intubation. Enfin, j'ouvre le coffre-fort contenant les stupéfiants et je sors un morphinique puissant qui viendra agir en complément de l'hypnotique, mais cette fois pour atténuer la douleur.

Toutes mes pensées sont dirigées sur mes actions, que j'entreprends presque de manière machinale. Des séquences d'intubation, j'en ai réalisé des dizaines et des dizaines, en réanimation pédiatrique, au bloc opératoire pendant mes études et au Smur : je connais la procédure par cœur et mon corps agit presque sans que j'aie besoin de réfléchir. À chaque étape, je revérifie tout le matériel pour être sûr de ne rien avoir oublié et de ne pas avoir à me reposer la question plus tard.

Il me reste une dernière chose à préparer, de quoi poser une deuxième voie veineuse. En urgence, il est plus sécurisé d'intuber en présence de deux voies veineuses, au cas où l'une vienne à dysfonctionner. Au moment où j'accroche la poche de sérum physiologique au crochet du plafond de l'ambulance, j'entends des éclats de voix provenant de l'extérieur. Passant une tête dehors, je vois le petit convoi composé des pompiers et du reste de mon équipe qui pousse le brancard dans ma direction. « Timing parfait », je pense en descendant pour leur prêter main-forte. Une minute plus tard, le patient est dans l'ambulance. J'en ai profité pour finir de régler le respirateur. Son état neurologique ne s'est pas amélioré, ses membres restants contractés et son regard toujours fixé sur la gauche, dans le vide.

Élisa a toujours le téléphone collé à l'oreille lorsqu'elle monte dans l'ambulance.
« La régulation doit me passer la grande garde de neurochirurgie, on a la place de principe mais j'attends la confirmation. Je vous laisse l'intuber ? Je ne suis pas loin.
— Ça marche, l'entretien de la sédation hypno/sufenta, ça te va ?
— Oui, parfait. »

La sédation par hypnotique et sufentanil

Après l'administration des premiers traitements pour endormir le patient, il faut maintenir son coma artificiel avec, en général, une combinaison de deux médicaments : un hypnotique pour la narcose, pour « faire dormir », et un morphinique pour la douleur, le sufentanil.

Aurélien monte dans l'ambulance pour m'aider. Pendant que je m'installe pour poser la deuxième voie, il termine de brancher les différents éléments de surveillance sur le patient. Puis il m'aide pour tenir le bras, et rapidement la deuxième voie est posée. On range le matériel et on s'installe pour l'intubation, lorsque quelqu'un toque à la porte. J'ouvre la porte latérale qui s'efface pour laisser apparaître le visage des pompiers.
« Est-ce qu'on peut venir voir l'intubation ? J'en ai vu une seule, et mon collègue zéro.
— Pas de souci, mais deux max, et plutôt à l'arrière du camion, qu'on ne se gêne pas à la tête du patient.
— Merci beaucoup, on fait le tour.
— J'attends dehors, me répond Élisa, je suis juste là si vous avez besoin.
— Pas de problème ! »

Elle sort et claque la porte au moment où les pompiers grimpent au pied du brancard.
— Je prends le Bavu, ça te va ? me demande Aurélien.
— Carrément. »
Je vérifie une dernière fois mon matériel, puis je pose le laryngoscope à gauche de la tête d'intubation et la sonde sur sa droite. J'enfile des gants et, après avoir jeté un dernier regard à mon aspiration, je prends mes seringues et je saisis la tubulure d'une des deux voies veineuses, jusqu'à atteindre le robinet. Les deux pompiers restent silencieux, fixant la moindre de nos actions.
« J'injecte les drogues. »
Je pousse le premier médicament visant à provoquer la narcose du patient. Puis, je pousse la deuxième seringue contenant le curare. À ce moment-là, il n'est plus possible de reculer : le patient va s'arrêter de respirer dans une trentaine de secondes et il faudra alors que je réalise l'intubation rapidement. En cas d'échec, je pourrai toujours le ventiler à l'aide du Bavu et du masque, mais ce geste majorera le risque de vomissement et donc d'inhalation du patient.
J'ouvre la tubulure de ma perfusion pour que le sérum physiologique s'écoule rapidement et finisse de pousser les médicaments dans la circulation du patient. Puis je saisis le laryngoscope et je m'oblige à expirer lentement pour me concentrer, appuyant sur le bouton du scope pour déclencher une prise de tension artérielle. La saturation est toujours à 100 %. J'attends l'apparition des petits tremblements, appelés « fasciculation », qui sont un indicateur que la curarisation du patient est complète. Il ne servirait à rien d'essayer d'ouvrir plus tôt la bouche du patient : tant que les muscles ne sont pas relâchés, je ne pourrais jamais lui ouvrir de force la mâchoire.

Conditionnement du patient

Rapidement, les premiers spasmes musculaires apparaissent. J'attends encore quelques secondes puis je retire le masque à oxygène et j'insère mon index et mon pouce sur le côté de la bouche du patient, de manière à pousser sur ses molaires pour lui ouvrir la bouche. L'ouverture de cette dernière est largement suffisante pour me permettre d'insérer délicatement la lame du laryngoscope, faisant attention de ne pas toucher les dents. La première difficulté est passée : parfois, l'ouverture de bouche est tellement étroite qu'il est très compliqué d'insérer la lame métallique. Prenant mes repères anatomiques, je fléchis mes jambes pour me mettre en arrière, le regard presque au même niveau que la tête du patient, orientant ma lame pour chasser l'épiglotte qui me cache les cordes vocales. Le patient n'est pas difficile à intuber, j'arrive sans mal à aligner l'entrée de la trachée. Je saisis la sonde d'intubation de ma main droite et je la glisse entre les cordes vocales, jusqu'à arrêter le repère 22 de la sonde au niveau de la commissure des lèvres du patient.

« Je gonfle ? demande Aurélien.

— Yes, c'est bon. »

Il appuie sur le piston de la seringue remplie d'air, relié à la sonde d'intubation. Je retire ma lame, prenant garde à bien maintenir la sonde de ma main droite : tant qu'elle n'est pas fixée, elle risque de s'enfoncer ou de ressortir.

D'un geste habile, Aurélien branche le Bavu à la sonde d'intubation et commence à réaliser des insufflations. Je tourne mes yeux vers le scope : la tension artérielle n'a pas chuté et la saturation n'a diminué qu'à 94 %. Rapidement, la courbe jaune du dioxyde de carbone apparaît sur l'écran. « Quatre cycles, cinq cycles, six cycles… c'est tout bon. »

« OK, c'est bon, parfait ! Je fixe. »

J'enlève les gants pour ne pas me battre avec le scotch et je fixe la sonde à la joue du patient. Je jette un œil à la nouvelle tension artérielle : elle reste stable. Un des éléments essentiels à surveiller en cas de souffrance cérébrale, c'est celui-ci. La pression intracrânienne provoquée par le probable saignement freine le flux sanguin : la tension artérielle doit s'élever pour compenser cette résistance. Si elle vient à chuter (à cause des médicaments notamment), le cerveau sera moins bien irrigué.
Une fois que la sonde est fixée, j'active le respirateur et je relie les tuyaux à la sonde du patient, après avoir branché le capteur de CO_2 expiré entre les deux. Je prends ensuite le stéthoscope pour vérifier que l'air passe bien de manière symétrique dans les poumons. Pendant ce temps, Aurélien sécurise les tuyaux du respirateur avec des sangles et replie les draps autour du patient. Au moment où je pose le stéthoscope, je constate l'apparition d'une courbe différente sur le respirateur : le patient a déclenché un rythme respiratoire, preuve que la curarisation ne fait plus effet et qu'il va bientôt se réveiller.
Je m'empresse de brancher mes seringues de sédation dans les pousse-seringues électriques, puis je les relis aux robinets prévus à cet effet sur la tubulure du patient.
Une fois que c'est fait, Aurélien ferme les yeux du patient et je vérifie la pression du ballonnet de la sonde : un ballonnet trop gonflé pourrait créer une nécrose de la trachée et un ballonnet trop peu gonflé ne protège pas les voies aériennes en cas de vomissement.

« Pourquoi vous lui fermez les yeux ? »
Je manque de sursauter, ayant presque oublié la présence des pompiers dans l'ambulance.
« Oh ! désolé, les gars, j'étais vraiment dans mon truc, je ne vous ai même pas expliqué les différentes étapes. On ferme

les yeux car avec les médicaments le patient n'a plus le réflexe de les fermer lui-même, et l'air en contact continu avec l'œil ainsi que la lumière peuvent créer des lésions oculaires.
— Pas de souci, c'est normal vous étiez concentrés.
— Vous avez d'autres questions ?
— Non, à part que j'aurais bien aimé voir ce que vous voyez avec votre objet en métal, là, me répond-il avec un petit sourire.
— Ah ! le laryngoscope, compliqué dans l'espace restreint de te mettre derrière moi. »
La porte latérale s'ouvre, laissant apparaître Élisa qui monte dans l'ambulance.
« On a une place, vous êtes prêts ?
— Oui, c'est tout bon.
— Nickel. »
Elle jette un œil au respirateur.
« Ça te va, 10 de sufenta et 5 d'hypno ?
— Oui, parfait.
— Bon courage pour la fin de garde ! lancent les pompiers en sortant de l'ambulance.
— À vous aussi et merci beaucoup ! »
Aurélien les suit pour repasser à l'avant du véhicule. Je fais un dernier tour du patient, m'assurant qu'il est bien sanglé et que rien ne bougera pendant le transport. L'hôpital se situe dans Paris, ce qui implique de rouler à vive allure sur les pavés, et cela provoque énormément de tremblements à l'arrière de l'ambulance.
Une fois que la dernière sangle est serrée, je m'assois sur un des trois sièges disponibles à l'arrière du véhicule.
« C'est bon pour vous ? demande Aurélien en passant la tête par la petite ouverture.
— C'est good », répond Élisa en levant le pouce.

Une issue si incertaine

Aurélien démarre. Je regarde ma montre. Il est 23 h 16, on a mis exactement trente minutes pour extraire le patient et l'intuber. Je ressens une certaine fierté en faisant ce constat : la coordination entre Aurélien, Élisa et moi a permis d'offrir toutes les chances au patient de s'en sortir, bien que le tableau soit très, très sombre.

Quinze minutes plus tard, on se présente avec le brancard au niveau du scanner. L'équipe de neurochirurgie nous attend. On passe rapidement le patient sur la table d'imagerie et je dispose le scope de manière qu'on puisse facilement le voir depuis l'autre côté de la vitre de protection. Je vérifie une dernière fois le respirateur et le débit de mes seringues, puis je quitte la salle principale du scanner, fermant l'épaisse porte derrière moi. Élisa est en train de faire les transmissions à l'anesthésiste de garde, au radiologue et au neurochirurgien. Ces derniers ne disent pas un mot, le visage de marbre.

Cinq minutes plus tard, le scanner est terminé. Les quatre médecins se penchent sur l'écran de l'ordinateur et me cachent la vue. Je grince des dents : personne ne nous a accordé la moindre attention, à Aurélien et moi, depuis qu'on a mis un pied dans le scanner, pas même un bonjour.

« Bon ben, le tronc cérébral est envahi, il n'y aura aucun geste chirurgical possible. »

Les mots claquent dans l'air confiné de la petite salle d'imagerie, comme un coup de fouet. La nonchalance avec laquelle le neurochirurgien prononce cette phrase accentue la violence du diagnostic. Je vois qu'Élisa est elle aussi choquée car elle reste quelques secondes la bouche à demi ouverte, cherchant ses mots.

« Du coup, nous, on fait quoi ?

— Il faut lui trouver une place de réanimation pour fin de vie, vu ses antécédents il ne sera pas un candidat pour un prélèvement multiple d'organes. »
Son petit sourire en coin me fait inconsciemment serrer les poings. Je m'efforce d'expirer lentement, ravalant les remarques acerbes sur l'inhumanité de son attitude que je meurs d'envie de lui balancer à la figure. Non seulement le chirurgien n'a aucune empathie pour le patient mais n'a pas non plus de respect pour notre équipe.
« Bah ! j'espère que votre réanimation a de la place car je ne vais pas faire tout Paris pour le placer, balance Élisa d'un ton glacial, ne se laissant pas démonter.
— Pas sûr qu'ils en veuillent.
— Qu'ils en veuillent ? » je réplique d'un ton sec.
Le neurochirurgien daigne enfin me regardant dans les yeux, me toisant avec indifférence.
« Oui, ils gardent des places pour le bloc de neurochirurgie. »
Je détourne la tête avant la fin de sa phrase, décidant de l'ignorer car je sais que la colère peut déborder à tout instant.
« Oui, bonsoir, je suis le médecin du Samu qui a amené le patient souffrant d'hémorragie méningée au scanner… »
Élisa s'éloigne pour faire les transmissions au réanimateur de garde et revient rapidement vers nous.
« C'est bon, il le prend, nous dit-elle d'un air soulagé.
— Eh bah, vous en avez, de la chance… répond encore le chirurgien.
— Allez, on y va, on trouvera peut-être un peu d'humanité là-haut », je lance, exaspéré en ouvrant la porte à la volée pour retourner auprès du patient.
Sans me retourner, je m'empresse d'aider Aurélien à remettre le patient sur notre brancard. Puis je remercie les manipulatrices

en radiologie et, sans un mot pour l'équipe de chirurgie, on se dirige vers la réanimation.

Le patient décédera quarante-huit heures plus tard. Un saignement atteignant le tronc cérébral est trop grave pour pouvoir être opéré : malgré tous nos efforts, on est arrivés trop tard, le saignement ayant sans doute débuté bien plus tôt dans la journée. A posteriori, je me dis qu'au moins cette prise en charge aura fait office d'un excellent entraînement pour le jour où on arrivera suffisamment précocement sur ce type d'intervention.

LES GESTES QUI SAUVENT

Un accident vasculaire cérébral (AVC) peut être d'origine ischémique (avec présence d'une obstruction d'un vaisseau sanguin) ou hémorragique (brèche vasculaire causant un saignement intracrânien). Il s'agit d'une urgence absolue qui va nécessiter la prise en charge la plus rapide possible. Il existe des signes typiques, qui peuvent varier en fonction de la localisation de l'AVC. Dans tous les cas, il faut retenir que ces symptômes apparaîtront de manière brutale, sans signe avant-coureur.

Un acronyme anglais permet de retenir facilement les signes d'AVC : le FAST.

• Le F, pour *face*, correspond à une déformation asymétrique du visage avec une perte de motricité. Par exemple, le coin de la bouche gauche qui tombe. Pour repérer ce signe, on peut demander à la personne de gonfler les joues : l'asymétrie sera alors encore plus flagrante.

• Le A correspond à *arm*, « bras » en français. Lors d'un AVC il est possible d'avoir une diminution de motricité et/ou sensibilité d'un des membres. La personne ne serre pas aussi fort la main gauche que la main droite, par exemple. Vous pouvez également lui demander de lever les bras vers le ciel et de maintenir la position. Si un des deux membres s'affaisse naturellement, c'est un signe d'AVC. La personne peut également ressentir différemment le contact physique sur l'un des deux bras.
• Ensuite, le S correspond à *speech*, pour les troubles de la parole. Des troubles soudains de l'élocution, voire une aphasie (incapacité de parler) sont d'autres signes d'AVC.
• Enfin le T correspond à *time*, référence encore une fois à la course contre la montre qui s'engage en cas d'AVC.

Il faut bien retenir qu'un seul de ces symptômes doit conduire à composer le 15, 18 ou 112. Un AVC ne donnera pas forcément une association de ces signes.
En plus des AVC, il peut survenir ce qu'on appelle un « accident ischémique transitoire » (AIT) : un vaisseau cérébral se bouche temporairement, puis se débouche. La symptomatologie est la même, donc il faut absolument appeler les secours dans tous les cas. Seuls le temps, la durée des symptômes et les imageries révéleront s'il s'agissait uniquement d'un AIT.

CE QU'IL FAUT FAIRE

• Prévenir les secours au moindre signe neurologique évocateur d'un AVC avec le moyen mnémotechnique « FAST » :

– *Face* (déformation asymétrique du visage),
– *Arm* (diminution motricité/sensibilité d'un des bras),

– *Speech* (troubles de l'élocution),
– *Time* (agir dans les 6 heures).

• Laisser la personne allongée et noter l'heure d'apparition des symptômes.

CE QU'IL NE FAUT PAS FAIRE

• Il ne faut pas prendre des médicaments type aspirine, qui pourrait majorer le saignement s'il s'agit d'un AVC hémorragique.

UNE TOMATE CERISE AU PLUS MAUVAIS ENDROIT

Un enfant de 8 ans s'étouffe avec une tomate cerise. Les parents tentent de faire des gestes de secours, sans succès. Le père appelle les secours au moment où l'enfant s'écroule au sol…

19 h 15, salle de pause du Smur pédiatrique

L'équipe de jour vient de partir, après une journée chargée : cinq interventions, dont deux transferts avec des distances importantes entre les hôpitaux. J'ai terminé de vérifier le contenu de mon camion et je déguste une compote pomme-banane en regardant la télé tout en discutant avec Arnaud, l'ambulancier qui est de garde avec moi. Nicolas, le pédiatre, est déjà dans sa chambre pour tenter de faire une sieste après sa journée harassante.

La sonnerie du téléphone nous fait bondir tous les deux : la tonalité est stridente et le volume réglé au maximum.

« Eh beh, ça n'aura pas pris beaucoup de temps pour qu'ils nous fassent bouger, grommelle Arnaud en saisissant le téléphone. Allô ? »
Son visage blêmit et il entrouvre la bouche : à ce moment-là, je sais déjà que l'on part en primaire sur quelque chose de grave.
« OK, merci, on part. »
Il raccroche le téléphone et se lève dans le même mouvement.
« Un enfant s'est étouffé avec une tomate cerise et apparemment il est en arrêt. »
Je me lève d'un bond aussi, et sans un mot on se dirige vers l'extérieur du bâtiment. En passant, je saisis la petite pochette contenant les stupéfiants et je la glisse dans la poche de ma veste. Arnaud attrape à la volée la feuille de départ qui sort du fax et rentre l'adresse sur son GPS. Lorsqu'on arrive au niveau du camion, Nicolas nous rejoint au pas de course.
« On part pour un arrêt. »
— Oui, la régul' nous a appelés, quel âge ?
— Huit ans apparemment. »
Dans ma tête, je calcule déjà la dose d'adrénaline à injecter, un réflexe qui me reste des urgences pédiatriques. On grimpe dans l'ambulance, Arnaud détache les câbles qui alimentent le camion, et on part en trombe.
« J'espère que les pompiers auront vérifié dans la bouche s'ils ne peuvent pas choper la tomate cerise », dit Nicolas en regardant dans le vide.
J'acquiesce en silence, ressentant la tension dans chaque fibre de mon corps. Même avec les années d'expérience, je ressens toujours cette petite pression supplémentaire lorsqu'on part sur un motif grave en pédiatrie. Il ne s'agit pas d'une peur de ne pas *savoir faire* (j'ai volontairement travaillé dans des services de pédiatrie pour ne plus avoir d'appréhension) mais bien

d'un stress de ne pas *réussir*. Un enfant de 8 ans ne doit pas subitement décéder. Et encore moins avec une tomate cerise. Heureusement, le lieu de l'intervention est à seulement quelques minutes de notre base, et rapidement je suis tiré de mes pensées par Arnaud qui annonce en radio que l'on se présente sur les lieux de l'intervention. Je constate en sautant du camion que nous sommes la première équipe médicale sur place : il est rare que l'équipe adulte arrive après nous, mais pour une fois le lieu de l'intervention est vraiment proche de notre base. En revanche, deux camions de pompiers sont garés l'un derrière l'autre.
Sans un mot, on saisit rapidement le matériel. On prend en plus notre aspiration portable, plus puissante que celle des pompiers. Puis on se met à marcher d'un pas rapide vers le pavillon dont l'adresse correspond à celle de la feuille d'intervention.

La suite se déroule comme au ralenti. On passe la porte d'entrée restée ouverte et, guidés par les sons du massage cardiaque et les pleurs des parents, on se dirige vers le fond d'un petit couloir qui débouche sur un grand salon. Les parents et deux autres enfants se tiennent dans un coin de la pièce, prostrés, les larmes coulant sur leurs joues. Les pompiers se relaient autour du petit corps inerte pour lui délivrer un massage cardiaque et des insufflations.
Un pompier se détache et vient vers nous, le visage grave : c'est un sergent-chef, qui dirige l'opération en cours.
« Enfant de 8 ans, obstruction grave des voies aériennes, on visualise la tomate cerise mais impossible de l'attraper… enfant en ACR donc on a débuté le massage, mais clairement nos insufflations ne passent pas du tout.
— Merci, on va essayer d'aller la chercher. Jérémy, je vais me mettre à la tête et prendre Arnaud avec moi pour qu'il m'aide pour le matos, je te laisse la voie, OK ?

— Pas de souci. »
Sans échanger un mot, on s'organise rapidement, sans gêner les pompiers qui continuent le ballet millimétré de la réanimation cardio-pulmonaire. Je saisis la sacoche contenant le kit de cathéter intra-osseux et Arnaud prend le matériel pour intuber. Dans la poche de mon gilet se trouvent une ampoule d'adrénaline et une seringue : je les ai toujours avec moi au cas où l'ambulancier serait occupé sur autre chose et ne serait donc pas disponible pour préparer le médicament.

Tentative d'extraction

J'expose le tibia de l'enfant, j'ouvre ma sacoche et j'assemble rapidement une aiguille bleue à ma perceuse électrique. Je purge le dispositif, imbibe mes compresses, désinfecte, puis je perce la peau jusqu'à toucher l'os. Je mets en route la perceuse, et trente secondes plus tard le cathéter est en place, raccordé à la petite tubulure. Jetant un œil à Nicolas et Arnaud, je constate que le pédiatre est en train de regarder l'intérieur de la bouche avec le laryngoscope. Sans attendre, j'injecte une dose d'adrénaline correspondant au poids théorique de l'enfant par rapport à son âge.
« Elle glisse, c'est fou, dit Nicolas entre ses dents. »
Son front est plissé et je vois la sueur briller sur son front.
« Première dose d'adrénaline à 19 h 32 », je dis à haute voix.
Puis je me rapproche de la tête, prêt à aider Nicolas en cas de besoin.
« Bon, je l'ai percée… je vais peut-être réussir à… Ah ! voilà ! »
Triomphant, il ressort la longue pince qu'il a insérée dans la bouche de l'enfant, avec à son bout la tomate cerise. Arnaud lui tend déjà une sonde d'intubation que Nicolas saisit d'un geste vif et place dans la trachée de l'enfant.
« Allez, on ventile », dit-il en retirant le laryngoscope.

Un pompier me tend le Bavu que je raccorde à la sonde d'intubation que Nicolas tient précieusement au niveau de la commissure des lèvres.
« Vous pouvez masser en continu les gars », dit le chef d'agrès des pompiers.
Une fois que le patient est intubé, il n'y a plus besoin d'interrompre le massage cardiaque pour les insufflations : les deux peuvent être délivrés en même temps, en continu. Arnaud me tend le capteur de CO_2 expiré, que je relie rapidement entre le Bavu et la sonde avant de reprendre ma ventilation. Je veille à ne pas insuffler de trop gros volumes, privilégiant une fréquence élevée. Les courbes indiquent que la sonde est bien en place.
« Ça passe des deux côtés, dit Nicolas en retirant le stéthoscope de ses oreilles. Maintenant, il faut juste croiser les doigts. »
Une minute passe dans un silence quasi absolu, seulement troublé par le bip du scope des pompiers et les quelques mots prononcés quand ils se relaient au massage cardiaque.
19 h 36. Je pose la main sur le piston de la seringue et je me fige dans mon mouvement. Nicolas repère mon geste et me regarde interrogateur.
« Qu'est-ce qu'il y a ?
— Je pense qu'on récupère une saturation en oxygène », je réponds en montrant l'écran du doigt.
La courbe bleue qui apparaissait jusqu'alors en pointillé oscille légèrement jusqu'à devenir une forme sinusoïdale franche.
« Arrête le massage, s'il te plaît », dit Nicolas en posant sa main sur l'épaule du pompier en train de masser.
Puis il place ses doigts sur la carotide de l'enfant. Je fais de même de l'autre côté, et instantanément je sens les pulsations cardiaques sous mes doigts. Elles sont franches, il n'y a pas de doute. Maintenant que le signal n'est plus parasité

par les compressions thoraciques, la courbe de l'électrocardiogramme s'affiche clairement sur le scope des pompiers : 120 par minute. Les parents poussent un cri de joie.
« OK, on arrête le massage pour l'instant. Je vous laisse sécuriser la sonde et le préparer pour le transport ? nous demande Nicolas. Je vais appeler la réanimation pédiatrique.
— Pas de souci. »
Il se lève, prend le téléphone et, avisant les parents, se dirige vers eux. Arnaud est déjà parti à l'ambulance pour chercher le respirateur et les pousse-seringues.
« Son cœur est reparti, on a réussi à extraire la tomate cerise qui était coincée. Maintenant on va volontairement le plonger dans le coma le temps d'arriver en réanimation pédiatrique et là-bas ils le réveilleront tranquillement pour évaluer son état neurologique.
— Son état neurologique ? demande la mère, la voix tremblante.
— Son cerveau a manqué d'oxygène pendant plusieurs minutes… Il se peut que ça ait causé des dommages cérébraux, je ne peux pas m'avancer à ce stade-là car il faut faire des examens complémentaires. Là, pour le moment, son cœur fonctionne bien, ce qui est déjà très positif. On va l'emmener le plus rapidement possible en réanimation pour la suite de la prise en charge, d'accord ?
— Merci beaucoup… Merci infiniment. »
Nicolas lui adresse un geste réconfortant sur l'épaule puis s'éloigne, composant le numéro de la régulation.

Souffrance cérébrale

De mon côté, je confie la ventilation à un des pompiers puis je commence à sortir des médicaments pour préparer les sédations : l'enfant respire tout seul et dans peu de temps il ne va pas tarder à s'agiter. Je termine de préparer la deuxième seringue lorsqu'Arnaud me rejoint avec le matériel. Il m'aide à brancher les différents tuyaux, relie le respirateur à la bouteille d'oxygène. Je règle les paramètres de ventilation pendant qu'il place les seringues dans les pousse-seringues électriques. Je débranche ensuite le Bavu de la sonde d'intubation, reliant à sa place les tuyaux du respirateur. J'attends une minute, vérifiant que les paramètres sont adaptés et je constate que les pressions sont élevées, preuve que l'enfant se réveille et tousse. Sans attendre, je réalise un bolus[18] de sédation, puis je règle des petits débits de sorte que l'enfant puisse être facilement réveillé une fois arrivé en réanimation.

Arnaud et les pompiers installent le matelas à dépression, que l'on fait glisser sous l'enfant. On dispose alors respirateur, pousse-seringues et module de scope au pied du matelas, puis je sécurise les différents tuyaux de manière à être certain que rien ne viendra tirer sur la sonde d'intubation.

« Ils nous attendent en réanimation, on peut filer, dit Nicolas en revenant dans la pièce.

— Bah ! parfait, on est prêts !

— On peut vous suivre ? demande le père.

— On peut prendre un de vous deux avec nous, le deuxième parent devra nous rejoindre tranquillement à l'hôpital.

— Je vais venir, dit la mère

— Très bien, dans tous les cas, monsieur, vous pouvez venir jusqu'au camion, déjà. »

Le père hoche la tête et part chercher le manteau de sa compagne.

« J'ai mis 0,1 microgramme-kilo de suf et un tout petit débit d'hypno, ça te va ?

18. Petite dose de médicament injectée en instantané.

— Oui parfait, répond le pédiatre après avoir jeté un œil aux pousse-seringues.
— On y va, les gars ? »
Les pompiers s'organisent et dirigent la manœuvre pour sortir l'enfant du pavillon. Rapidement on arrive au niveau de l'ambulance, à l'arrière de laquelle Arnaud a déjà descendu le brancard. On installe l'enfant dessus, on met en place des nouvelles sangles. Puis on rentre le brancard dans l'ambulance après avoir remercié et salué les pompiers.
Je vérifie que la sonde d'intubation n'a pas bougé pendant la manœuvre en auscultant l'enfant : le son des insufflations est symétrique, signe que la sonde est bien en place. Je fais un point rapide avec Nicolas sur le nombre de doses d'adrénaline passées, les sédations, on laisse rentrer la maman, puis le pédiatre fait signe à Arnaud qu'il peut rouler.
On se présente en réanimation vingt minutes plus tard.

Malheureusement la suite sera très sombre : rapidement les réanimateurs tenteront de lever les sédations, révélant alors des signes neurologiques typiques d'une souffrance cérébrale importante. Deux électroencéphalogrammes et un scanner indiqueront que l'enfant est en mort cérébrale. Le temps d'anoxie cérébrale (absence d'oxygénation du cerveau) a été trop long, causant des dommages irréversibles. Malgré le temps d'intervention extrêmement court des pompiers, l'enfant était déjà en arrêt cardiaque à leur arrivée. Cette expérience me rappelle encore une fois à quel point les premiers gestes de secours réalisés par les témoins sont primordiaux.

LES GESTES QUI SAUVENT

Une obstruction grave des voies aériennes par un corps étranger nécessite une intervention immédiate des témoins. Privée d'oxygène, la victime pourra rapidement tomber en arrêt cardiaque (et encore plus rapidement chez l'enfant). Mais avant d'intervenir, il est nécessaire de faire la différence entre une obstruction partielle et une obstruction grave.

• Lors d'une obstruction grave (appelée autrefois « obstruction complète ») des voies aériennes, la victime (adulte, enfant ou nourrisson) sera incapable d'émettre le moindre son. La couleur de son visage changera, elle portera possiblement les mains à son cou et fera preuve d'une agitation caractéristique. Mais aucun son, aucune toux ne sera émise par la victime. C'est cette absence d'un bruit quelconque qui permettra de déterminer que la personne fait bien une obstruction grave des voies aériennes, pour laquelle il faudrait délivrer immédiatement des gestes de secours adaptés.
• Lors d'une obstruction partielle des voies aériennes, le visage de la victime pourra également changer de couleur, elle sera sûrement agitée, mais la toux sera audible, ainsi que le son de la respiration. Dans ce cas précis, même si le tableau est impressionnant, il ne faudra pas faire de gestes de secours dans l'objectif d'expulser le corps étranger. Dans le cas d'une obstruction partielle (si la victime est capable d'émettre le moindre son), des gestes de secours pourraient venir mobiliser le corps étranger, pouvant provoquer alors une obstruction grave des voies aériennes.

CE QU'IL FAUT FAIRE

En cas d'obstruction grave des voies aériennes (pas de son émis, agitation après ingestion d'un objet, changement de couleur du visage) :

• Il faut immédiatement réaliser une série de cinq tapes dans le dos. Main ouverte, entre les omoplates, après avoir penché la victime en avant. Chaque tape doit être réalisée dans l'objectif de faire sortir le corps étranger : la pression va faire vibrer la cage thoracique pour déplacer l'objet jusqu'à ce qu'il puisse être expulsé par la toux. Pour un enfant, n'hésitez pas à vous asseoir pour vous mettre à sa hauteur. Pour un nourrisson, il faudra le prendre sur un de vos bras (là aussi en vous asseyant si possible), sur le ventre, penché en avant et réaliser les tapes sur son dos.
• En cas d'échec des cinq tapes, il faut réaliser cinq compressions abdominales (anciennement appelée « méthode de Heimlich ») chez l'adulte et l'enfant. Pour ce faire, il faut se placer derrière la victime, enserrer son poing dans l'autre main, puis se placer en dessous du sternum, entre les côtes, dos du poing contre la peau. Puis, il faudra exercer un mouvement de pression vers soi, en effectuant une rotation vers le haut : comme si on cherchait à passer en dessous des côtes pour remonter vers la tête. En effectuant ce mouvement, on mobilise le diaphragme et on crée un jeu de pression dans le thorax dans le but d'expulser le corps étranger.
• À noter que pour le nourrisson, celui-ci sera toujours installé sur un des bras de la personne qui porte secours, mais cette fois sur le dos (la personne peut ainsi basculer d'un bras à l'autre en fonction des gestes de secours) et les pressions seront réalisées sur le thorax (milieu du sternum) et non sur l'abdomen.

• Si les cinq compressions abdominales sont inefficaces, il faut à nouveau repartir sur les cinq tapes dans le dos et ainsi de suite. Si la personne tombe inconsciente, il faut alors basculer sur des compressions thoraciques et des insufflations (qui seront possiblement inefficaces tant que le corps étranger n'a pas été retiré).
• Même si les gestes de secours sont prioritaires, il ne faut pas oublier qu'un autre témoin donne l'alerte en appelant le 112, le 18 ou le 15. Si vous êtes seul, la priorité est de réaliser les claques dans le dos et les compressions abdominales le plus rapidement possible.

En cas d'obstruction partielle des voies aériennes (agitation, changement de couleur du visage, mais toux ou son de respiration audible) : il ne faut surtout pas réaliser de tapes dans le dos ou de compressions abdominales. Il faut rassurer la victime, la calmer et l'installer en position demi-assise, puis appeler les secours.

CE QU'IL NE FAUT PAS FAIRE

• Il ne faut pas suspendre un enfant par les pieds pour lui faire expulser le corps étranger.
• Il ne faut pas non plus faire boire ou manger en cas d'obstruction partielle.
• Il ne faut pas laisser une personne aller s'enfermer dans une pièce. En effet, l'obstruction provoque une panique qui peut pousser la personne à fuir (par peur de vomir devant témoin par exemple).

DE L'EAU DANS LES POUMONS

Une dame âgée de 102 ans ne se sent pas bien depuis quelques jours. Et un soir, ça ne va vraiment pas, elle est gênée pour respirer, crache beaucoup. Son fils de 70 ans qui vit avec elle appelle les secours. C'est la première fois que sa mère présente un problème de santé.

Quatre heures du matin, base du Smur adulte

La sonnerie stridente du téléphone me fait sursauter. Je retire le bouchon de mon oreille gauche et, à tâtons, je cherche le téléphone.

« Allô ? » Je me redresse dans le lit de ma chambre de garde, tentant de me réveiller et de me concentrer.

« Il est quatre heures du matin, tu as un départ primaire.

— OK, merci, c'est quoi ?

— Une détresse respiratoire chez une dame de 102 ans.

— Cent deux ans ?

— Oui, oui !

— OK, merci beaucoup.
— Bon courage. »
Je grommelle tout seul en allumant la lumière, dont l'éclat m'oblige à cligner plusieurs fois des yeux pour réussir à les ouvrir complètement. Je comprends mieux pourquoi j'ai autant de mal à me réveiller : cela fait presque deux heures et demie que je dors et j'étais probablement en plein cycle de sommeil profond.
Je m'extrais péniblement du lit et j'entreprends de m'habiller le plus rapidement possible. Je pousse un juron lorsque la fermeture éclair de mes rangers se bloque dans les lacets. Je finis par remporter le duel acharné contre le cuir et je me redresse, saisis ma veste et passe me donner un coup d'eau rapide sur le visage pour stimuler mon réveil. Puis je quitte ma chambre.
Dans le couloir, je croise Marjorie, l'urgentiste qui travaille avec moi cette nuit. Sur sa joue gauche se dessine nettement la marque de l'oreiller. Avec un petit sourire devant sa mine sombre, je ne peux m'empêcher de me dire que ce n'est vraiment pas humain d'être réveillé à cette heure-ci.

Une santé de fer

Sans un mot échangé hormis le son de nos bâillements respectifs, on descend dans le garage dans lequel nous attend Patrick, l'ambulancier, et Anne, l'interne. Marjorie prend la feuille de départ et la parcourt rapidement du regard.
« Trop bizarre, ils n'ont noté aucun antécédent.
— Ah ouais ? je demande.
— Oui, c'est juste "détresse respiratoire, s'est réveillée essoufflée en pleine nuit, sueurs, vit chez son fils". »
Je fronce les sourcils : effectivement il est rare que la régulation n'écrive pas les antécédents du patient pour lequel on intervient. Et compte tenu de l'âge, il y en a forcément.

Sans perdre de temps, on se dirige vers l'ambulance. L'interne monte à l'arrière pendant que je prends la place du milieu dans la cellule avant. Dix secondes plus tard, on roule à 150 km/h sur l'autoroute déserte. Pour ne pas se rendormir, on met de la musique sur le trajet.
Jusqu'à maintenant la garde a été relativement calme : trois sorties avant 23 heures puis plus rien, ce qui m'avait incité à aller me coucher le plus tôt possible pour profiter de l'opportunité de faire une vraie nuit.

Après quinze minutes de trajet, on se présente au domicile de la patiente, un petit pavillon très bien entretenu de l'extérieur. Un vieux monsieur nous attend au niveau du portail du petit jardin. On se gare derrière le camion des pompiers et on descend avant de remonter dans la cellule arrière pour prendre les sacs d'intervention. On claque les portes et on se dirige vers le monsieur qui nous attend, serrant son manteau contre lui.
« Bonsoir monsieur, c'est votre femme qui a du mal à respirer ?
— Ma femme ? Non, non, c'est ma mère, moi je n'ai que 70 ans.
— Oups ! pardon, désolé. »
Je ne peux m'empêcher de sourire intérieurement devant la bourde de Marjorie que n'importe qui d'autre aurait pu faire : une dame âgée qui vit chez son fils lui aussi assez âgé, ça n'arrive pas tous les jours en Smur.
« Et votre maman, elle a quoi comme antécédents ? »
On suit le fils qui nous conduit jusqu'à une volée de marche amenant à la large porte d'entrée en bois massif.
« Aucun, elle n'a jamais été malade.
— Elle ne prend aucun médicament ?
— Non, non, aucun.
— Et elle voit le médecin ?

— Oui, bien sûr, très régulièrement. Mais elle n'a rien. »
Marjorie ne répond rien mais je la sens dubitative. On grimpe à l'étage de l'habitation et on se présente dans une petite chambre richement décorée avec un lit une place et, assise sur le côté, une dame avec un masque à oxygène sur le visage, entourée de trois pompiers. De là où je suis, elle ne semble pas si âgée. Le chef d'agrès des pompiers s'avance vers nous.
« Bonjour ! On s'est présentés il y a vingt minutes chez cette dame de 102 ans qui vit chez son fils et sa femme. Pas d'antécédents a priori mais elle s'est réveillée avec une détresse respiratoire importante. »
Depuis le seuil de la pièce, j'entends les mouvements respiratoires de la patiente qui semblent très rapides.
« Sa saturation était à 80 % donc on l'a mise sous oxygène, on l'a bien assise et voilà. Elle est très hypertendue aussi, 190/100 sur la dernière tension.
— OK, merci beaucoup. »
Anne s'approche de la patiente et je la suis avec le scope.
« Bonsoir madame, on est l'équipe du Samu ! Alors vous êtes gênée pour respirer ? C'est la première fois ?
— Bonsoir… Oui… c'est la… première… fois. »
Sa voix est hachée et elle est obligée de reprendre son souffle presque entre chaque mot.
« Vous avez fumé dans votre vie, madame ?
— Jamais ! »
La force et la fierté dans la voix nous font sourire.
« Je vais vous ausculter, madame.
— Et moi, je vous colle des petits patchs pour vous faire un électrocardiogramme !
— Très bien… mais vous… n'êtes pas… obligés de parler… aussi fort ! »

Je reste figé, surpris moi-même de constater que par réflexe nous avons tous parlé un peu plus fort qu'à la normale, compte tenu de l'âge de la dame. Mais visiblement elle ne souffre aucunement de troubles de l'audition. Percevant le sourire des pompiers, j'en déduis qu'ils ont dû commettre exactement la même erreur.

Balbutiant des excuses, je m'attelle à placer les électrodes avec l'aide de Patrick. Lorsqu'Anne retire son stéthoscope je lui jette un regard interrogateur, imité par Marjorie qui attend un peu sur le côté, lisant une ordonnance de la patiente.

« Bon, ça crépite de partout, je pense qu'elle fait un OAP, vu la tension, ça ne m'étonnerait pas. On fait l'électro et je lui fais l'écho cardiaque juste après ?

— Oui, très bien », répond Marjorie.

L'OAP

L'œdème aigu du poumon résulte d'une dysfonction du cœur produisant une hausse des pressions qui règnent à l'intérieur. L'hyperpression se répercute dans les veines pulmonaires, entraînant le passage d'eau dans les alvéoles pulmonaires, ce qui provoque une détresse respiratoire.

Patrick lance l'électrocardiogramme, qui commence à s'imprimer après une dizaine de secondes d'analyse. Pendant ce temps, Anne a sorti une petite tablette, reliée à une sonde d'échographie qu'elle recouvre consciencieusement de gel, Marjorie se tenant à son côté.

Je profite de l'échographie pour poser une perfusion, aidé par Patrick qui me prépare la poche et la tubulure.

« Bon, il y a clairement une petite insuffisance cardiaque mais ce n'est pas non plus terrible, de ce que je vois là, finit par dire l'urgentiste.

— Je lui fais du Risordan, et on l'emmène dans le camion pour faire le gaz ? Je pense que t'en voudras un ? »
Le Risordan est un médicament utilisé pour diminuer la tension artérielle. Dans le cadre de l'OAP, une poussée hypertensive peut être la cause du déclenchement.
« Oui, tu peux faire une première injection, et je pense effectivement qu'il faudra des résultats de gaz pour savoir si on va plutôt en réanimation ou en soins intensifs de cardiologie… » répond Marjorie.
Je sors la sacoche de médicaments et je cherche quelques secondes parmi les dizaines d'ampoules accrochées sur les doubles-faces du compartiment. Trouvant enfin mon bonheur, je la fais glisser dans ma main, je prends une seringue de 10 ml dans l'autre, et rapidement le médicament se retrouve à l'intérieur. Après avoir injecté un milligramme de Risordan, j'aide les pompiers à installer la dame sur la chaise.
« Et elle est autonome pour tous les actes du quotidien ? » J'entends Marjorie qui interroge discrètement le fils.
« Oui, oui, elle fait à manger, bon, pas tous les jours, mais quand même souvent. Elle fait sa toilette seule, va aux toilettes, etc.
— C'est une force de la nature, votre maman.
— Oh ! ça, oui ! Parfois je me trouve plus fatigué qu'elle. »

Un humour à toute épreuve

La dame se laisse transférer sur la chaise des pompiers en faisant des petits commentaires « oh ! dis donc », « oh ! bah… jamais on a été… aux petits soins… comme ça ! »
Tout le monde sourit, la vitalité de la patiente rayonnant dans la pièce.
« Je vais au camion commencer à préparer de quoi prélever le gaz, OK ?

— Et moi, le brancard », dit Patrick.
On s'éclipse tous les deux.
« Je n'ai jamais vu une personne rester autonome aussi longtemps, je dis à mon collègue ambulancier en sortant du pavillon.
— C'est clair, c'est rare…
— On intervient sur des personnes de 60 ans qui sont parfois en bien pire état que cette dame, avec des dentiers, même parfois à 50 ans… et cette dame a ses vraies dents !
— Ben clairement, la différence, ce sont les facteurs de risque, elle n'a jamais fumé, elle a l'air de prendre soin d'elle… mais c'est encore plus frappant de voir les effets à aussi long terme.
— Oui, c'est fou. »
Arrivés à l'ambulance, il s'occupe de sortir le brancard pendant que je sors la pochette contenant notre biologie délocalisée. Grâce à cet appareil et des petites cartouches stockées au frigo, on est capables de réaliser des analyses sommaires d'un prélèvement sanguin. Et ce qui nous intéresse en particulier chez cette patiente, c'est son gaz du sang : la quantité d'oxygène et de dioxyde de carbone présente dans son sang, ainsi que les marqueurs d'une souffrance cellulaire. Cet examen s'effectue de préférence à partir de sang artériel : je vais donc devoir lui prélever du sang directement dans l'artère du poignet. Patrick et les pompiers arrivent au niveau de l'ambulance au moment où je termine de préparer mon matériel.
Lorsque le brancard est rentré dans l'ambulance, je me place sur le côté gauche de la dame. Au premier coup d'œil, j'ai la sensation qu'elle a moins de difficultés à respirer. Je regarde la pression artérielle, qui reste élevée à plus de 180. Sans attendre, je réinjecte un peu de Risordan.
« Je vais devoir vous repiquer, madame, je suis désolé.
— Ah ! bon, encore ?

— Oui, je dois vous faire une analyse de sang pour savoir où on vous hospitalise.
— Oh ! mais vous savez… pour moi, tout est prêt… si je décède, les obsèques… tout ça… tout est prêt.
— Mais madame, vous n'allez pas mourir ce soir, je réponds en rigolant.
— Ah bon ?
— Mais non ! Regardez, vous êtes déjà mieux pour respirer. »
Elle me sourit sans répondre. Je retourne son bras doucement de manière à placer l'intérieur de son poignet vers le plafond de l'ambulance. Puis, je promène mon index et mon majeur sur la peau, à la rechercher du pouls. Lorsque je suis sûr de l'endroit où je vais piquer, sentant parfaitement les pulsations cardiaques, je désinfecte la zone.
« Ce n'est pas le plus agréable, madame, mais ça va être rapide, promis, essayez de ne pas bouger, c'est ça la clef pour que ça marche du premier coup.
— D'accord, je serai sage. »
Je souris à nouveau et j'insère l'aiguille sous la peau. La patiente n'émet pas un seul son de protestation et reste parfaitement immobile. Rapidement, le sang rouge vif monte le long de ma seringue : je suis bien dans l'artère. Trois secondes plus tard, je retire l'aiguille, réalise un pansement compressif au niveau du poignet pour éviter un hématome et je tends la seringue à Patrick qui a déjà configuré l'appareil. D'un mouvement habile il transfère quelques gouttes du sang de la seringue dans une des petites cassettes, qu'il insère ensuite dans l'appareil. Pendant que l'analyse se lance, Marjorie et Anne rentrent dans l'ambulance.
« Bon j'ai appelé la régulation, ça sera plutôt soins intensifs cardiologiques, sauf si c'est cata au niveau des gaz. On est comment au niveau de la tension ?

— J'ai refait du Risordan il y a deux minutes, et la tension est en train de se reprendre, là. »
Voyant qu'elle reste élevée, je réinjecte à nouveau un millilitre du médicament. Un petit bip retentit, indiquant que l'appareil a terminé son analyse. Avec le médecin et l'interne, on se penche sur l'écran pour regarder les résultats.
« Une PCO_2 à 50, ça va, c'est pas du tout l'OAP du siècle.
— Pas de VNI, du coup, je suppose ? je lui demande.

La VNI

La ventilation non invasive consiste à placer un masque étanche sur la bouche et le nez du patient et à le relier à un respirateur pour lui délivrer de l'air sous pression.

— Non, non, on va lui éviter ça. Comment vous vous sentez, madame ?
— Mieux, surtout depuis que ce jeune homme… m'a dit que je n'allais pas mourir ! Bon, c'est vrai que… j'ai déjà assez vécu… mais quand même, ça fait plaisir !
— Mais bien sûr que vous n'allez pas mourir, madame ! Le cœur est un peu fatigué mais c'est loin d'être la fin, croyez-nous !
— Merci, vous êtes gentils ! Et pourtant je suis sûr que vos… deux âges cumulés à tous les deux… donnent à peine la moitié de mon âge à moi ! »
Elle se met à rire, et rapidement nous l'imitions. La tonalité du téléphone de l'urgentiste nous interrompt.
« On a la place en USIC[19], on peut y aller.
— Nickel, répond Patrick en quittant la cellule arrière.

19. USIC : unité de soins intensifs cardiologiques.

— Attends, je vais te suivre, réplique Marjorie, ça ne sert à rien qu'on reste quatre à l'arrière. »
Elle me laisse donc seul avec l'interne et la patiente, qui se montre bien plus bavarde maintenant qu'elle est nettement moins gênée pour respirer. Une nouvelle tension s'affiche sur le scope : 151/52. C'est beaucoup mieux, je n'ai pas besoin de réinjecter de médicament.

Pendant le trajet, la patiente se confie sur la mort de son mari, survenue quinze ans plus tôt, après soixante ans de mariage. « Soixante ans ensemble et maintenant seule depuis quinze ans. » Je suis admiratif de la joie de vivre de cette patiente.
Le trajet passe en un éclair, si vite qu'on se rend compte avec Anne qu'on n'a pas relevé une seule constante pendant le trajet. La patiente est passionnante, absorbant toute notre concentration. Son état actuel n'a rien à voir avec celui dans lequel elle était initialement. Elle respire beaucoup moins vite, n'a quasiment plus besoin de s'arrêter pour reprendre son souffle.
Lorsqu'on la transfère sur son lit d'hospitalisation, elle charme en une minute la totalité de l'équipe de cardiologie. Elle s'émerveille de tout, du moindre petit détail jusqu'à l'ingéniosité du bassin pour uriner.
C'est tout sourire aux lèvres que nous quittons le service. Ce type d'intervention nous donne vraiment le sentiment d'avoir été utile, d'avoir accompagné quelqu'un sur un temps très court mais qui a suffi à lui permettre de continuer à vivre.

Cette dame sortira de l'hôpital trois jours plus tard avec le premier traitement de sa vie. Elle ne gardera aucune séquelle de son OAP, et son insuffisance cardiaque sera qualifiée de « modérée » sur le compte-rendu d'hospitalisation.

LES GESTES QUI SAUVENT

L'œdème aigu du poumon a pour origine une insuffisance cardiaque gauche, parfois méconnue, qui va décompenser avec la survenue d'un élément extérieur, tel qu'un pic hypertensif. Dans l'insuffisance cardiaque, selon l'avancement de la maladie, le cœur ne parvient plus à expulser une quantité suffisante de sang pour assurer un débit cardiaque, et donc, la perfusion des organes. Dans tous les cas, dès les premiers stades d'insuffisance cardiaque, la paroi du muscle cardiaque s'épaissit, ce qui le rend sensible aux augmentations de pression en aval. Un pic hypertensif pourra entraîner une augmentation critique de la pression à l'intérieur du ventricule gauche, qui se répercutera dans les veines pulmonaires, entraînant un passage d'eau dans les poumons. Les signes d'un œdème aigu du poumon sont les suivants : détresse respiratoire importante avec parfois des bruits expiratoires, anxiété, agitation et sensation d'étouffement. Les patients présentent souvent une toux avec parfois des expectorations rosées.

CE QU'IL FAUT FAIRE

- Face à ces symptômes, il est nécessaire d'appeler les secours.
- Il faut également installer la personne en position demi-assise.
- Essayez de la rassurer le plus possible.

En prévention de cette pathologie aiguë, comme pour toutes les maladies cardiovasculaires, il est conseillé de ne pas fumer, de limiter sa consommation d'alcool, d'éviter la surconsommation d'aliments gras, salés, sucrés et de pratiquer régulièrement une activité sportive, telle que la marche.

UNE MALADIE RESPIRATOIRE HIVERNALE

Des jeunes parents appellent le Samu pour leur nourrisson, Noémie, six mois, qui présente une détresse respiratoire importante.

20 heures, Smur pédiatrique

« Détresse respiratoire chez une petite de six mois, à cinq minutes d'ici, c'est bien, on va y être rapidement ! À tous les coups ça doit être une bronchiolite. »

Je lis la feuille de départ qui vient de s'imprimer à Arnaud, l'ambulancier, qui est en train de mettre sa veste.

« Oui, c'est clairement la période.

— Allez, go ! je ne pense pas qu'ils aient envoyé de Smur adulte, vu qu'on est clairement plus proches. »

Nicolas, le pédiatre, nous rejoint au moment où on sort sur le parking. Une minute plus tard, on est sur la route, sirènes hurlantes. Le trajet nous prend très exactement quatre minutes : on arrive en même temps que les pompiers. Après les avoir salués, on se dirige en file indienne vers l'immeuble qui nous fait face. Seuls quelques lampadaires éclairent faiblement l'entrée et nous avançons lentement à travers le petit jardin mal entretenu de la copropriété.

« Allez-y, on vous rejoint par les escaliers », nous dit le chef d'agrès lorsque le minuscule ascenseur s'ouvre devant nous.

Je souris en regardant les pompiers s'engouffrer dans la cage d'escalier : c'est toujours l'équipe du Smur qui se retrouve à prendre l'ascenseur.

Quelques minutes plus tard, on franchit la porte de l'appartement qui est entrebâillée, les pompiers fermant la marche.

« Bonjour, on est les pompiers et l'équipe du Samu ! dit Nicolas d'une voix forte dans l'entrée.

— On est dans le salon ! » lance une voix féminine.

On suit la voix et on arrive dans un salon de petite taille, richement décoré.

« Bon, ça vous va si on vous laisse entrer, et vous nous appelez si vous avez besoin de nous ? demande le chef d'équipe des pompiers. C'est vraiment petit pour six personnes ici.

— Oui, oui, pas de souci », je lui réponds.

La mère est assise dans le canapé, la petite Noémie dans ses bras. Le père reste sur le côté, visiblement stressé, se balançant d'un pied sur l'autre.

« Qu'est-ce qu'il lui arrive ? » demande Nicolas en mettant un genou à terre pour se placer à la hauteur du nourrisson.

De mon côté, j'ai posé le scope à côté de la mère et je suis occupé à démêler le câble de la saturation en oxygène que je finis par mettre en place sur le pied de la petite.

« Elle tousse depuis deux jours et là, elle est gênée pour respirer, elle respire trop vite », répond la mère.

Sur l'écran du scope, la saturation en oxygène s'affiche : 95 %.

J'aide Nicolas à retirer le body de la petite, puis il place son stéthoscope sur son thorax. Le nourrisson reste calme, regardant alternativement sa mère, Nicolas et moi, avec des grands yeux étonnés. Sa fréquence respiratoire est effectivement un peu plus élevée que la moyenne, et ses côtes se creusent un peu à l'inspiration. Un léger sifflement se fait entendre à la fin de ses expirations : elle fait effectivement très certainement une bronchiolite, mais à l'heure actuelle son état ne m'alerte pas particulièrement.

« Bon, elle a effectivement un petit *wheezing* », dit Nicolas à mon intention, en remettant le stéthoscope autour de son cou.

Le *wheezing*

C'est un bruit respiratoire caractérisant une diminution du calibre des voies aériennes inférieures (bronches et bronchioles).

Il jette un œil vers le scope puis se tourne à nouveau vers la mère.

« Elle a déjà fait un épisode de bronchiolite ?

— Non, jamais.

— Et est-ce que vous l'avez vu faire des petites pauses respiratoires, devenir un peu violacée… ?

— Non.

— Vous lui lavez le nez ?

— Oui, toutes les heures, voire plus souvent.

— Super, il faut continuer. Vous allaitez ou elle prend du lait artificiel ?

— J'ai dû arrêter car je ne donnais pas assez de lait…

— Et est-ce qu'elle prend plus de la moitié de ses biberons ?

— Oui, elle a pris à peu près 180 ml il y a une heure », répond le père.

Nicolas se redresse. « Bon tant qu'elle prend plus de la moitié de ses biberons et que sa fréquence respiratoire reste comme ça, moi, je vous conseillerais de rester à la maison et de prendre rendez-vous avec votre médecin pour qu'elle soit vue demain ou après-demain. Elle fait sa première bronchiolite, mais le fait qu'elle prenne toujours ses biberons est plutôt rassurant. Elle ne respire pas très vite et elle creuse juste un peu au niveau des côtes.

— Vous êtes sûr qu'on ne doit pas aller aux urgences ? demande la mère.

— Pour moi, il n'y a pas de nécessité d'y aller, après, si vous y tenez absolument, les pompiers peuvent vous y amener.

— Chérie, on reste ici ce soir et si jamais ça s'aggrave on y va, d'accord ?

— Vous pouvez bien sûr rappeler le 15 à la moindre question ou si jamais quelque chose change, rajoute Nicolas.

— Bon d'accord, on reste là, soupire la mère, visiblement peu rassurée.

— C'est impressionnant mais, vraiment, je ne vous dirais pas de rester ici si je n'étais pas intimement convaincu qu'elle ne va pas se dégrader dans les heures qui viennent, madame, dit le pédiatre. Je vous remplis la feuille d'intervention et je vous laisse le double, comme ça, vous pourrez la montrer à votre pédiatre.

— Merci beaucoup. »

Je range le capteur de saturation et j'éteins le scope : Arnaud est déjà parti descendre le reste du matériel. Les pompiers nous saluent, et quelques minutes plus tard on remet la feuille d'intervention aux parents en leur souhaitant bon courage.

« Bon, ben, intervention la plus rapide du monde, dit Arnaud en riant, tout en faisant démarrer l'ambulance.

— C'est clair ! Ce n'est pas plus mal ! »

LES GESTES QUI SAUVENT

La bronchiolite est une infection virale courante qui affecte les petites voies respiratoires des poumons, appelées « bronchioles ». Cette maladie touche principalement les nourrissons et les jeunes enfants, généralement de moins de 2 ans. Elle est souvent causée par le virus respiratoire syncytial (VRS), bien que d'autres virus comme le rhinovirus, le virus de la grippe et les adénovirus puissent également en être responsables. La bronchiolite commence généralement par des symptômes légers semblables à ceux du rhume. En quelques jours, les symptômes respiratoires peuvent s'aggraver. La plupart des cas de bronchiolite sont bénins et se résolvent d'eux-mêmes en une à deux semaines. Cependant, certains enfants peuvent développer des complications nécessitant une hospitalisation, surtout ceux ayant des facteurs de risque comme la prématurité, des maladies cardiaques congénitales, ou des troubles immunitaires.

Pour repérer les signes d'une détresse respiratoire, rendez-vous page 152.

CE QU'IL FAUT FAIRE

• Réaliser très régulièrement des lavages de nez, la respiration des nourrissons étant majoritairement nasale.

• Quantifier les biberons : dans la bronchiolite, un des critères de gravité est la diminution de plus de 50 % des rations alimentaires, témoin que le nourrisson est trop épuisé pour s'alimenter correctement.

En prévention, il faut également penser aux fameux gestes barrière :

- Se laver les mains avant et après chaque change, tétée, repas ou câlin avec un membre de la fratrie.
- Aérer régulièrement l'ensemble du logement.
- Porter un masque en cas de rhume, toux ou fièvre.
- Éviter d'emmener son enfant dans les endroits publics confinés en pleine période de bronchiolites.

UN APPEL À L'AIDE

Dans un appartement, deux jeunes personnes se rendent compte que la troisième colocataire n'a pas donné de signe de vie depuis quelques heures. Quand elles rentrent dans sa chambre, elles la retrouvent dans le coma.

21 heures, Smur adulte

Équipe 2, départ primaire ! Équipe 2, départ primaire !

La voix métallique provenant des haut-parleurs me fait sursauter dans le canapé de la salle de pause. Il s'agit de ma troisième garde d'affilée, les deux premières ont été très agitées, j'étais donc doucement en train de m'endormir en position assise. En voyant le regard hagard de Quentin, l'ambulancier de mon équipe, je comprends qu'il était lui aussi en train de sombrer.

« Ils n'ont pas dit la ville ? demande-t-il d'une voix à peine audible.

— Non, en tout cas je n'ai pas entendu. »

Après s'être étirés, on se dirige vers le garage. Arrivé devant l'imprimante, je saisis la feuille d'intervention.

— “Retrouvée inconsciente par ses colocataires, 21 ans”, je lis à voix haute à l’intention de Quentin. Humm… ça sent l’intoxication ou la prise de médicaments, ça… Surtout que ce sont les pompiers qui nous appellent, apparemment. »
Regardant par-dessus mon épaule, Quentin saisit l’adresse de l’intervention sur son application GPS. Sophie, la médecin, nous rejoint une minute plus tard.
« Apparemment, ce serait plus une intoxication médicamenteuse, me dit-elle lorsque je lui montre la feuille. J’étais en régulation, et il semblerait que des boîtes de médicaments aient été retrouvées, on verra bien. Mais d’après les pompiers, elle est vraiment inconsciente, Glasgow 3. »
On se dirige vers l’ambulance, et une minute plus tard on est en route. Pour une fois, il n’y a personne sur la route, ce qui nous permet d’arriver rapidement sur les lieux de l’intervention. Après avoir gravi les marches menant au troisième étage du petit immeuble, on pénètre à l’intérieur d’un vaste appartement, parfaitement bien entretenu. Une jeune femme d’une vingtaine d’années nous accueille.
« Bonsoir, elle est au fond de ce couloir, nous dit-elle en nous désignant une pièce du doigt.
— Merci beaucoup. »
Un par un, on se faufile dans le couloir très étroit.
« Bonsoir, nous dit le chef d’agrès en s’avançant légèrement vers nous. On est en présence d’une femme de 21 ans, pas d’antécédents particuliers. Ses colocataires la décrivent comme très déprimée ces derniers temps, avec des idées noires suite à une rupture. Elle aurait pris des médicaments, donc, sept comprimés de paracétamol et dix d’Atarax. Ses constantes sont normales et elle a une bonne saturation en oxygène en air ambiant. Glycémie normale. À part le Glasgow 3, on n’a pas grand-chose…

— Merci beaucoup, répond Sophie, on va regarder ça. »
On s'avance dans la pièce d'une dizaine de mètres carrés. Les pompiers reculent pour nous faire de la place, dévoilant la jeune femme en position latérale de sécurité. Une autre femme du même âge est assise sur un fauteuil sur le côté.
« Bonjour, vous habitez ici aussi, c'est ça ? lui demande Sophie.
— Oui, c'est ça, c'est moi qui l'ai trouvée comme… ça. »

Une dose presque mortelle

Sa voix tremble légèrement. Pendant que Sophie continue de poser des questions, je positionne la femme inconsciente sur le dos avec l'aide de Quentin pour qu'on puisse l'examiner. J'appuie sur une extrémité d'un de ses doigts pour vérifier si elle répond à la stimulation douloureuse : la femme ne réagit pas. Je positionne les électrodes pour réaliser un électrocardiogramme : en cas d'intoxication médicamenteuse, on vérifie toujours l'activité électrique cardiaque car certains médicaments peuvent avoir une incidence sur le cœur en cas de surdosage.
Sophie vérifie les pupilles de la femme : elles semblent non réactives et en myosis[20].
« Je ne sais pas vraiment ce qu'elle a pris, nous chuchote Sophie pour que son amie ne nous entende pas. J'ai peur qu'il y ait d'autres médicaments… »
On se penche sur le tracé de l'électrocardiogramme qui vient de s'imprimer.
« Bon, rien de particulier… je vais passer un bilan, on va l'envoyer aux…
— Attention, elle vomit ! »

---

20. C'est-à-dire resserrées.

L'exclamation de Quentin nous fait tourner la tête rapidement vers la jeune femme, le temps d'apercevoir un geyser de vomi jaillir de sa bouche et lui retomber sur le visage. Sans un mot, on place immédiatement la victime sur le côté, de sorte que le liquide s'écoule sans risque de passer dans les voies aériennes. Mais trop tard : l'alarme du scope retentit, avertissant d'une diminution de la saturation en oxygène, témoin d'un passage probable de vomi dans la trachée.
« Votre aspiration, les gars ? » je demande aux pompiers.
Ces derniers ont déjà commencé à brancher la sonde d'aspiration à leur pompe électrique. Ils me passent la canule et je m'applique à aspirer à l'intérieur de la bouche de la jeune femme, qui ne réagit toujours pas. La saturation en oxygène remonte. « Peut-être que ça n'a pas passé les cordes vocales, finalement », je pense en éteignant l'aspiration portative.
Pendant que Sophie passe le bilan à la régulation, on installe la patiente dans le matelas coquille pour la descendre jusqu'à l'ambulance.
« On va aux urgences du secteur, ils acceptent de la surveiller. Vu ce qu'elle a pris, il n'y a pas de raison de la mettre en réanimation. »
On descend la patiente dans l'ambulance et on se met à rouler en direction de l'hôpital.

Les bilans révéleront qu'elle avait également ingéré des somnifères : après vingt-quatre heures, elle est transférée dans une unité psychiatrique avec son accord, pour débuter un suivi de son état dépressif.

LES GESTES QUI SAUVENT

CE QU'IL FAUT FAIRE

• **Devant toute personne inconsciente,** il faut déjà vérifier la présence d'une respiration spontanée efficace, pour ne pas passer à côté d'un arrêt cardiaque (point abordé plus tôt dans le livre).

• **Si la personne présente une respiration spontanée efficace,** il faut la placer en position latérale de sécurité avant d'appeler les secours. Une personne inconsciente perd son réflexe de déglutition, elle ne protège plus ses voies aériennes en cas de vomissement. Il faut donc la mettre sur le côté pour que les fluides s'écoulent en dehors de sa bouche et non en fond de gorge. Vérifiez régulièrement la présence d'une respiration spontanée.

• **Devant une intoxication médicamenteuse,** il faut, si possible bien sûr, donner les informations précises au Samu, quels médicaments, quelle quantité et à quelle heure. Souvent, ces informations sont floues et ce sera aux équipes pompiers/Smur de mener l'enquête sur place.

Le numéro national de prévention du suicide est le 3114. Si vous sentez que quelqu'un est en danger immédiat, appelez le 15 ou le 18.

CE QU'IL NE FAUT PAS FAIRE

• Ne mettez pas les doigts dans la bouche de la victime pour qu'elle « n'avale pas sa langue » : c'est une légende, la position latérale de sécurité suffit.

• Ne faites surtout pas vomir la personne dans le but d'expulser les médicaments.

• Ne lui donnez ni à boire ni à manger en attendant les secours.

REMERCIEMENTS

Tout d'abord, merci à vous chères lectrices et chers lecteurs d'avoir plongé dans mon quotidien et d'être peut-être ressortis de cette lecture avec des informations qui contribueront un jour à sauver une vie.
Merci à mon ami Louis Piprot, infirmier en réanimation pour sa relecture ainsi qu'à mon amie Falvie Detaille, future infirmière de pratique avancée.
Merci à ma maman, mon meilleur ami Hugo, Charline, Michel et Garry pour leur avis précieux sur la couverture.
Merci à Stéphanie et Lama de Solar pour leur accompagnement super bienveillant dans l'écriture de ce livre, merci pour leur confiance ET leur patience pour ce projet qui est né en 2022…
Merci (et pardon) à tous mes collègues du Smur et particulièrement les ambulanciers du Smur pédiatrique qui m'ont vu m'enfermer entre les interventions pour écrire, corriger et relire ce livre…
Merci à tous mes collègues des urgences, de réanimation et du Smur, qui se reconnaîtront peut-être dans certaines chroniques !
Merci à tout mon entourage personnel qui me soutien dans tous mes projets, depuis toutes ces années !
Et merci à toutes les personnes qui me suivent sur les réseaux, que ce soit sur YouTube ou Instagram, c'est votre soutien qui me permet aujourd'hui d'écrire ces lignes pour que vous puissiez à votre tour les lire. Je ne l'oublierai jamais !

Direction : Didier Férat
Direction éditoriale : Lama Younès-Corm
Édition : Stéphanie Taro
Correction : Judith Lévitan
Conception et réalisation de la couverture :
Élodie Chaillous (HelloElo)
Mise en pages : Littopia
Fabrication : Laurence Duboscq

ISBN : 978-2-263-18704-9
Code éditeur : L18704/01
Dépôt légal : octobre 2024

Imprimé en France par Normandie Roto Impression s.a.s. (2403770)

Retrouvez-nous sur www.solar.fr
Solar, un département d'Édi8
92, avenue de France, 75013 Paris
serviceclients@lisez.com